LE SECRET DES AUTO-MASSAGES CHINOIS

Sandra et Olivi

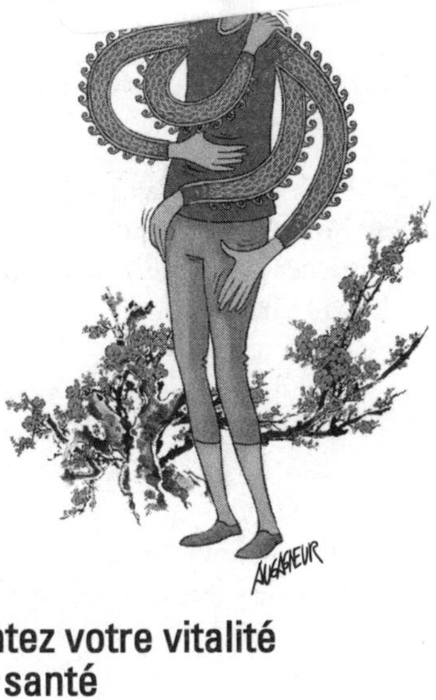

Augmentez votre vitalité et votre santé

jouvence
EDITIONS

Des mêmes auteurs aux Éditions Jouvence

Bien communiquer en couple
Respirez pour mieux vivre

Également aux Éditions Jouvence

Encyclopédie des points qui guérissent, Dr Roger Dalet
Jin Shin Jyutsu, Alice Burmeister et Tom Monte
Le Dien' Cham', Marie-France Muller et Nhuan le Quang
Supprimez rapidement vos douleurs par la technique des points Trigger, Vincent Cueff
L'Ancrage énergétique, Mary Laure Teyssedre
Le Massage assis, Tony Neuman

Catalogue Jouvence gratuit sur simple demande

ÉDITIONS JOUVENCE
France : BP 90107 – 74161 Saint-Julien-en-Genevois Cedex
Suisse : Route de Florissant, 97 – 1206 Genève
Site Internet : **www.editions-jouvence.com**
E-mail : info@editions-jouvence.com

Couverture : Éditions Jouvence
Illustration de Jean Augagneur
Mise en pages : atelier Weidmann

ISBN : 978-2-88911-948-6

Sommaire

Exercices pratiques

Introduction à la médecine chinoise

Ce premier chapitre aborde de manière succincte les notions de base sur lesquelles est fondée toute la physiopathologie en Médecine Traditionnelle Chinoise. Nous vous les exposons afin que tous les éléments nécessaires à la compréhension des pratiques présentées dans cet ouvrage soient évoqués. Mais si cette terminologie et ce cadre référentiel vous déroutent, vous pouvez aller directement au chapitre 2 et commencer par la pratique des auto-massages. Votre compréhension se fera alors directement via l'expérience.

Le Yin-Yang et les quatre images

La Médecine Traditionnelle Chinoise (MTC) se fonde sur « une philosophie de la vie »née de l'observation millénaire de la nature et de son fonctionnement. Cet arrière-plan métaphysique est commun à toutes les sciences traditionnelles : médecine, politique, art de la guerre, Feng Shui (géobiologie chinoise), Yi king (art divinatoire), astrologie chinoise, arts martiaux internes (Qi gong, Tai-chi, Kung-fu), art pictural ou floral… les notions de Yin et de Yang sont au cœur de toutes ces disciplines. Celles-ci sont largement connues de nos jours en Occident, mais cette connaissance est souvent superficielle : la compréhension du Yin-Yang n'est pas aussi aisée qu'il pourrait y paraître à première vue, car dans notre monde empreint de dualité, tout est toujours relatif.

Afin de saisir la quintessence de cette philosophie, deux notions sont à garder constamment en mémoire. Premièrement, le Yin-Yang représente les deux aspects d'une même essence non manifestée que la tradition appelle le Tao. La traduction signifie la Voie, le Chemin ou l'Un. C'est cette origine commune qui explique les règles de fonctionnement de ce couple d'opposés-complémentaires. Ses lois énergétiques sont l'interdépendance, l'évolution (mouvement de croissance et de décroissance) et la transformation l'un dans l'autre.

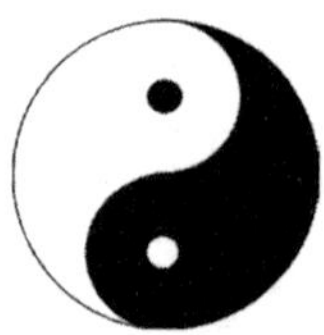

Symbole du Tao (Tai Ji)

Deuxièmement, pour bien saisir le dynamisme énergétique de chaque aspect, il faut se souvenir que l'image ou l'emblème du Yang est le feu et l'image du Yin est l'eau. Cela vous permettra de retrouver très facilement (sans mémorisation) toutes les analogies du tableau ci-contre.

Prenons un exemple simple illustrant la subtilité du couple Yin-Yang : dire que la lune est Yin n'est valable que dans le contexte du rapport entre la lune et le soleil. En

YANG	YIN
Feu	Eau
Ciel	Terre
Haut	Bas
Chaud	Froid
Sec	Humide
Monter	Descendre
Lumineux	Sombre
Centripète	Centrifuge
Énergie	Structure
Subtil	Grossier
Jour	Nuit
Soleil	Lune
Blanc	Noir

effet, d'un autre point de vue, la pleine lune est Yang et la nouvelle lune est Yin, ceci dans le cadre de référence de ses différentes phases. La lune est Yang également puisqu'elle éclaire la nuit. Cet exemple rend compte de la loi d'interdépendance et de la nécessité de toujours définir le cadre de référence.

Ainsi, pour cette philosophie, le monde est régi par ce couple d'opposés-complémentaires. À l'image d'une cellule qui se divise pour donner deux cellules, puis quatre… nous pouvons « diviser » le Yin et le Yang en deux sous-parties : cela nous conduit aux quatre images. En les plaçant sur le Tai Ji, les quatre phases de tout cycle apparaissent : phases de l'année, de la lune, d'une journée, de la vie… Le Yang a pour symbole un trait continu et le Yin un trait discontinu.

- En bas, nous avons l'énergie la plus Yin, symbolisée par deux traits Yin : le Yin de Yin. C'est l'hiver, la nouvelle lune, 0 h, la vieillesse…
- À gauche, nous avons l'énergie la moins Yang des Yang (ou la plus Yin des Yang), symbolisée par un trait Yin sur un trait Yang : le Yin de Yang. C'est le printemps, le premier quartier, 6 h, l'enfance…

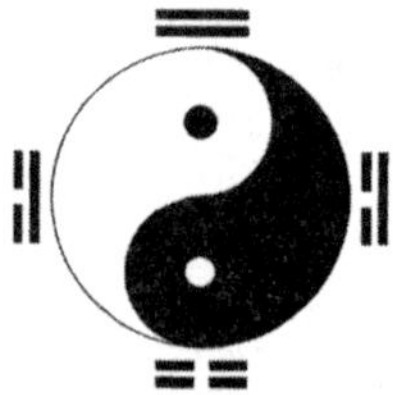

Les quatre images (bigrammes)

- ☐ En haut, nous avons l'énergie la plus Yang, symbolisée par deux traits Yang : le Yang de Yang. C'est l'été, la pleine lune, 12 h, l'adulte…
- ☐ À droite, nous avons l'énergie la moins Yin des Yin (ou la plus Yang des Yin), symbolisée par un trait Yang sur un trait Yin : le Yang de Yin. C'est l'automne, le dernier quartier, 18 h, l'âge mûr…

L'axe vertical de ce symbole est celui des solstices, des extrêmes, où le Yin devient Yang et inversement (loi de transformation l'un dans l'autre). Pour illustrer cette transformation du Yin en Yang ou du Yang en Yin, on peut penser notamment au froid extrême qui brûle les mains et à l'adage populaire « le trop est l'ennemi du bien ». C'est sur cet axe que nous trouvons les germes du Yin et du Yang, symbolisés par les yeux des poissons (les petits cercles). Quant à l'axe horizontal, c'est celui des équinoxes, des équilibres entre Yin et Yang.

Ce symbole nous enseigne également que le Tai Ji est un symbole dynamique (loi d'évolution, croissance et décroissance). Cela est indiqué par ses traînées comme celle des galaxies ou comme les queues des poissons : elles tournent dans le sens des aiguilles d'une montre. Si vous avez du mal à visualiser son sens de rotation, imaginez que vous soufflez sur lui pour le faire tourner. Vous constaterez ainsi qu'il ne peut guère tourner dans le sens anti-horaire.

Les 5 éléments

La tradition chinoise observe les quatre images à partir du centre, le domaine de l'homme sur la Terre. De même, l'Empereur gouvernait de son palais en son centre et en se tournant dans la direction correspondant à la saison. Cette philosophie s'appuie donc sur une vision géocentrique et se base sur cinq éléments ou mouvements. Les quatre éléments périphériques (Bois, Feu, Métal et Eau) correspondent aux quatre images. Le cinquième est au centre : la Terre.

Dans le temps, ce centre se manifeste aux intersaisons (milieu) et plus particulièrement à l'été indien (fin de l'été). Dans une vision dynamique, la Terre se projette donc entre le Feu et le Métal pour former le

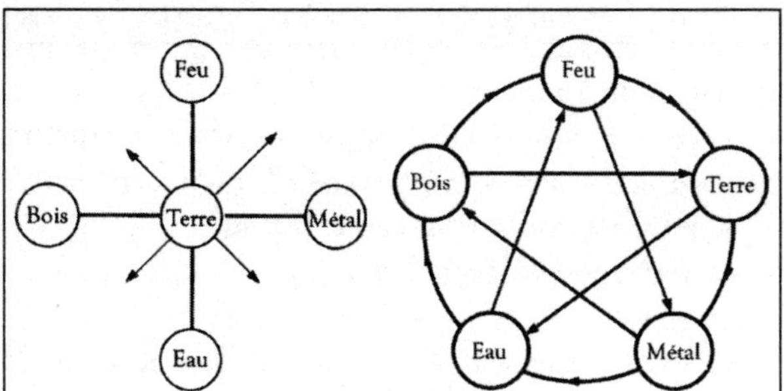

ANALOGIES	BOIS	FEU	TERRE	MÉTAL	EAU
Direction	Est	Sud	Centre	Ouest	Nord
Saison	Printemps	Été	Intersaison	Automne	Hiver
Nycthémère	Aube	Midi	Après-midi	Crépuscule	Nuit
Évolution	Engendrer	Croître	Transformer	Récolter	Conserver
Climat	Vent	Chaleur	Humidité	Sécheresse	Froid
Saveur	Acide	Amère	Douce	Piquante	Salée
Odeur	Rance	Brûlée	Parfumée	Âcre	Moisie
Couleur	Vert	Rouge	Jaune	Blanc	Noir/Bleu
Organe Trésor	Foie F	Cœur C	Rate-Pancréas RP	Poumon P	Rein R
Organe Atelier	Vésicule biliaire VB	Intestin grêle IG	Estomac E	Gros intestin GI	Vessie V
Tissus	Tendon	Vaisseaux	Chairs	Peau	Os
Sectorisation	Ongle	Teint	Lèvres	Poils	Cheveux
Organe des sens	Yeux Vue	Langue Goût	Bouche Toucher	Nez Odorat	Oreilles Ouïe
Excrétion	Larme	Sueur	Salive	Crachat	Urines
Vocalisation	Crier	Rire	Chanter	Pleurer	Gémir
Émotion	Colère	Agitation	Anxiété	Tristesse	Peur
Vertu	Bonté	Amour	Honnêteté	Courage	Gentillesse

symbole de l'étoile. Cette disposition permet de mettre en évidence les deux lois qui régissent les cinq éléments :

- la loi d'engendrement (cycle Sheng),
- la loi de contrôle (cycle Ko).

Le cycle Sheng s'explique ainsi : le Bois alimente le Feu ; le Feu enrichit la Terre de ses cendres ; c'est dans la Terre que naît le Métal ; le Métal peut être fondu, liquéfié, l'Eau fait pousser le Bois, etc.

Le cycle Ko s'explique ainsi : le Bois recouvre la Terre ; la Terre absorbe l'Eau ; l'Eau éteint le Feu ; le Feu fond le Métal ; le Métal coupe le Bois.

Ces deux lois permettent donc une autorégulation du système des cinq éléments. Chacun d'eux est un tiroir symbolique dans lequel se rangent tous les objets et les êtres vivants. Ces analogies s'expliquent par la notion d'affinité vibratoire, de résonance (cf. tableau des principales correspondances à la page suivante).

Au niveau corporel, ces cinq éléments vont se manifester notamment par cinq organes-trésors (Yin) couplés à cinq organes-ateliers (Yang) : F/VB, C/IG, RP/E, P/GI ET R/V.

Pour les Chinois, le corps est à l'image d'un Empire. Le Cœur est l'Empereur, le Poumon est le Premier Ministre, le Foie est le Général des Armées, la Rate-Pancréas est le Ministre de l'Industrie et des Transports et le Rein peut être comparé au Ministre des Finances. C'est sur ces organes que porte la technique « Réveillez votre guérisseur intérieur » (cf. page 80).

L'Homme entre Ciel et Terre

L'être humain a une constitution tripartite, la tradition chinoise nomme ces trois niveaux : Ciel, Homme, Terre. La position de l'homme véritable (Ren Jen) est debout, les jambes écartées et les bras tendus vers le ciel. C'est l'homme en X, la croix de Saint-André (*andros* veut dire *homme*, en grec). Les mains sont les antennes des énergies du Ciel (cosmique), les pieds celles des énergies de la Terre (tellurique). Entre ces deux extrémités d'émission-réception, l'énergie est transformée par l'Homme : il lui impose sa qualité et sa note vibratoire personnelle.

Les trois étages sont :

- la tête ou le système neuro-sensoriel (Ciel),
- la poitrine ou le système rythmique (Homme),
- l'abdomen ou le système métabolique (Terre).

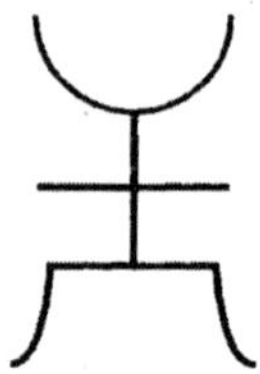

Les deux extrémités de ces 3 étages sont très importantes :

- le sommet de la tête (fontanelle postérieure), chakra coronal des Indous, 20e point du vaisseau gouverneur des Chinois,
- et le périnée (entre l'anus et les organes génitaux), chakra racine des Indous, 1er point du vaisseau conception des Chinois.

L'Homme est alors perçu comme un dipôle avec une extrémité Yang-Ciel et une extrémité Yin-Terre ; l'énergie circulant dans les deux sens : du Ciel vers la

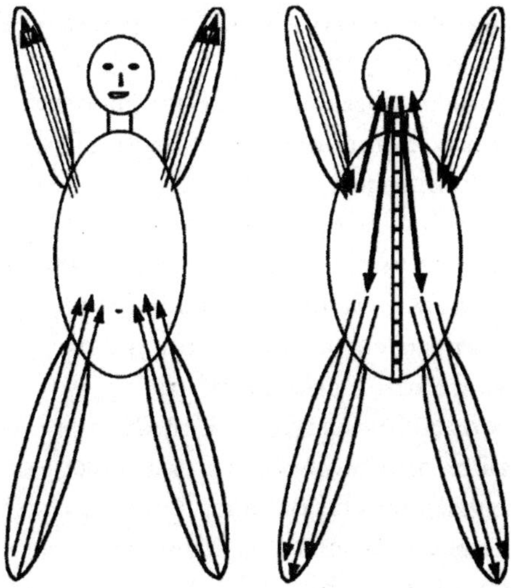

Les méridiens Yin Les méridiens Yang

Terre et de la Terre vers le Ciel. Les méridiens Yin partent de la Terre (pieds et périnée) et montent vers le Ciel. Les méridiens Yang partent du Ciel (mains et fontanelle) et descendent vers la Terre.

Ces échanges énergétiques se font, entre autres, grâce aux douze grands méridiens d'acupuncture. Il y en a six Yin et six Yang. Chacun d'eux est bilatéral (de chaque côté du corps). Tous commencent ou finissent aux extrémités de la croix de Saint-André : les pieds et les mains. Il y a ainsi quatre séries de trois méridiens bilatéraux représentées sur les schémas ci-dessus par les flèches :

- 3 Yin de bras (Poumon, Cœur et Maître du Cœur),

- 3 Yang de bras (Gros intestin, Intestin grêle et Triple Réchauffeur),
- 3 Yin de pied (Rein, Foie, Rate-Pancréas),
- 3 Yang de jambe (Vessie, Vésicule biliaire et Estomac).

Ce point est important pour la pratique des automassages (voir chapitre suivant). Car, pour relancer l'énergie dans le corps, il faut toujours masser dans le sens de la circulation des méridiens.

Voici donc un aperçu de la médecine chinoise. Si vous souhaitez approfondir ce passionnant domaine, vous trouverez dans la bibliographie quelques références de livres sur le sujet. Passons maintenant à la pratique.

Les auto-massages

Cette technique puise ses origines dans le Qi Gong, art de santé et de longévité basé sur la Médecine Traditionnelle Chinoise, vieux de plus de 5000 ans. Qi gong signifie littéralement « la maîtrise de l'énergie vitale » et regroupe un ensemble de pratiques corporelles basées sur trois principes :

- le mouvement juste (maîtrise du geste),
- la respiration juste (maîtrise des courants vitaux ou énergétiques),
- l'intention juste (maîtrise des pensées).

Cette synergie entre le geste, la respiration et l'intention, doit être maintenue durant toute la pratique. Cela vous permettra de développer votre capacité de concentration, d'élargir votre champ de conscience et d'accroître les effets thérapeutiques des exercices.

La pratique des auto-massages est simple, rapide et efficace. Elle ne nécessite aucun matériel spécifique et vous permet de découvrir votre corps, de prendre conscience de l'énergie qui vous anime et de mieux gérer votre énergie vitale au quotidien. La séquence complète décrite ci-dessous dure de cinq à quinze minutes, soit une moyenne de dix minutes.

Vous pouvez l'intégrer dans votre quotidien, le matin pour démarrer votre journée en pleine forme puis, en extraire un ou plusieurs exercices en fonction de vos besoins tout au long de la journée. Amis fidèles, ces exercices vous accompagnent partout!

Une astuce va vous permettre de mémoriser facilement cet enchaînement: comprendre sa structure et sa logique. À cet effet il est subdivisé en cinq parties:

1) La position de base (préparation).
2) La tête.
3) Les organes des sens.
4) Le thorax (et les bras).
5) L'abdomen (et les jambes).

Dans chaque partie, il n'existe aucune discontinuité entre les séquences. Elles s'enchaînent très facilement, comme si l'on déplaçait une boule d'énergie d'un point A à un point B, puis du point B à un point C, etc. Cette intention va amener de la fluidité et de la souplesse dans vos mouvements, ce qui permettra à l'énergie de circuler encore plus librement.

D'une manière générale, l'intention est très importante (cf. page 70). Dans cette pratique, vous devez avoir une double focalisation mentale: une partie de votre esprit est à l'écoute de votre corps et l'autre partie reste concentrée sur l'idée de réveiller et de faire circuler les énergies.

Pour chacune des séquences, vous trouverez des indications concernant les effets thérapeutiques de chaque mouvement et des précisions sur certaines localisations de points d'acupuncture.

Les 21 séquences

Partie nº 1

La première partie concerne la position de base. Celle-ci permet un alignement de l'ensemble de la colonne vertébrale entre le Ciel et la Terre. La clef de cette posture de base est contenue dans l'image de l'arbre. Si vous pensez que votre corps devient comme un arbre magnifique, solidement enraciné et tendant vers le ciel, vous allez sentir l'énergie de la Terre monter dans vos jambes, puis dans votre colonne vertébrale pour venir s'épanouir dans vos bras, vos mains et fleurir dans votre tête. Cette agréable et subtile sensation ne peut se produire que si deux conditions sont remplies :

- Votre corps doit être bien aligné. Pour cela, il faut effacer délicatement les cambrures lombaire et cervicale et développer les sensations de lourdeur dans le bas du corps puis de légèreté dans la partie supérieure. Pour vous aider, pensez à vos racines puissantes qui s'enfoncent jusqu'au centre de la Terre et qui puisent l'énergie (la sève) pour la faire remonter jusqu'aux branches et aux feuilles légères et souples.
- Votre corps et votre esprit ne doivent être ni tendus ni détendus. C'est un subtil équilibre entre le relâchement, la détente et la mise en tension d'un ensemble de muscles et de fascias (tissus qui entourent et relient tous les muscles et les organes). La tension naît simplement de l'idée d'aligner sa colonne vertébrale, de se grandir en étant solidement ancré à la terre. Elle permet à l'esprit de rester alerte et calme sans entrer dans la somnolence.

La détente vient du relâchement de toutes les tensions qui ne sont pas utiles (les épaules, le ventre, la mâchoire…). Cette tension dans la détente est à l'image de l'équilibre du Yin et du Yang.

Cette posture est une pratique en elle-même : vous pouvez la tenir 15, 30 minutes, voire une heure si vous le souhaitez ! Dans la pratique des auto-massages, 1 à 5 minutes de préparation suffisent. Si vous souhaitez approfondir, nous vous conseillons d'enchaîner sur les 20 autres séquences puis de revenir à celle-ci. L'énergie circulera alors beaucoup mieux et les sensations se manifesteront plus facilement.

■ *1) Position de départ*

- ☐ Pieds parallèles écartés de la largeur des épaules.
- ☐ Bassin légèrement basculé vers l'avant pour effacer la cambrure lombaire.
- ☐ Genoux ni fléchis, ni tendus.
- ☐ Respiration abdominale ample et fluide.
- ☐ Sensation de lourdeur dans le bas du corps (amener le poids des organes abdominaux dans le bassin).

Ces différents points vous permettent de vous ancrer à l'énergie de la Terre.

- ☐ Colonne vertébrale bien droite.
- ☐ Épaules détendues, poitrine légèrement creusée, bras souples le long du corps.
- ☐ Tête comme suspendue par un fil (le menton se rapproche très légèrement du cou).
- ☐ Mâchoire relâchée.

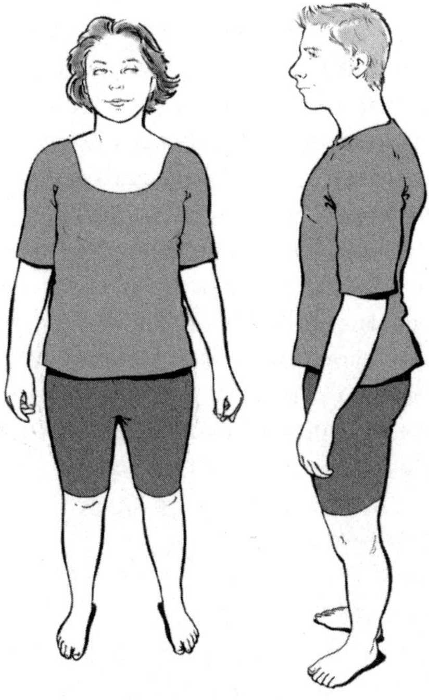

- ☐ Sensation de légèreté dans le haut du corps.
- ☐ Perception de l'énergie qui afflue dans les dix doigts.

Ces différents points vous permettent de vous relier à l'énergie du Ciel.

- ☐ *De une à cinq minutes de préparation.*

INDICATIONS : développe la conscience d'être présent ici et maintenant centré entre Ciel et Terre. Découverte de la relaxation debout. Préparation à un grand nombre d'exercices.

SIGNIFICATION SYMBOLIQUE : permet de prendre conscience de la place de l'homme entre Ciel et Terre.

Partie n° 2

La deuxième partie travaille sur l'ensemble de la tête (visage, cuir chevelu et cou). Vous allez commencer par sentir la chaleur, les picotements dans toute cette partie de votre corps : cela signifie que l'énergie circule plus intensément. Cette sensation agréable va envahir au fur et à mesure tous vos segments corporels.

Commencez par vous frotter les mains vigoureusement pour stimuler la circulation de l'énergie. Une fois que vos mains sont bien chaudes, vous pouvez enchaîner sur la séquence 2. Il est souvent nécessaire de refaire cet échauffement des mains entre chaque séquence de cette seconde partie. Il est très important d'avoir les mains chaudes en permanence.

■ *2) Massage du visage*

- □ Massez le visage en remontant par les ailes du nez.
- □ Écartez les mains et laissez glisser les doigts sur les côtés.
- □ *3 passages circulaires au minimum.*

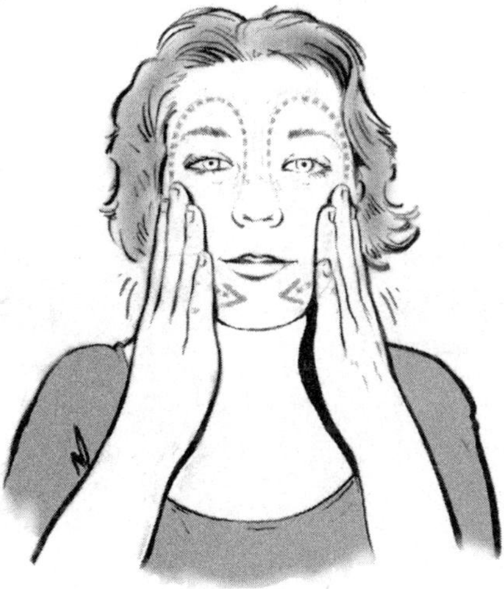

INDICATIONS : stimule la circulation de l'énergie et du sang dans le visage d'une manière globale ; action antirides.

- ■ *3) Massage du cuir chevelu*
- □ Massez en grattant avec vos ongles le cuir chevelu.
- □ Bien couvrir toute la surface : un trajet central et deux trajets latéraux jusqu'à la nuque.
- □ *3 passages sur chaque trajet au minimum.*

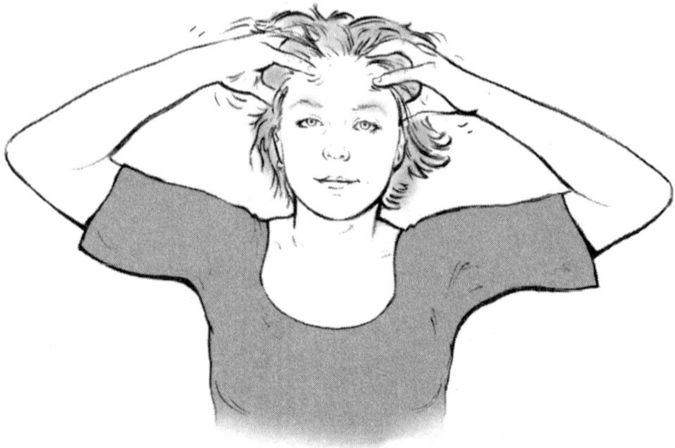

INDICATIONS : accroît la vigilance ; stimule l'activité cérébrale.

■ *4) Massage du cou*

□ Massez à l'aide de pressions circulaires la zone sous-occipitale.

□ Même mouvement en descendant le long des cervicales.

□ Puis frottez vigoureusement et alternativement avec vos deux mains la grosse vertèbre à la base du cou de manière à créer une chaleur sur cette zone.

□ Glissez ensuite les mains vers le bas de votre gorge.

□ *Environ 20 secondes.*

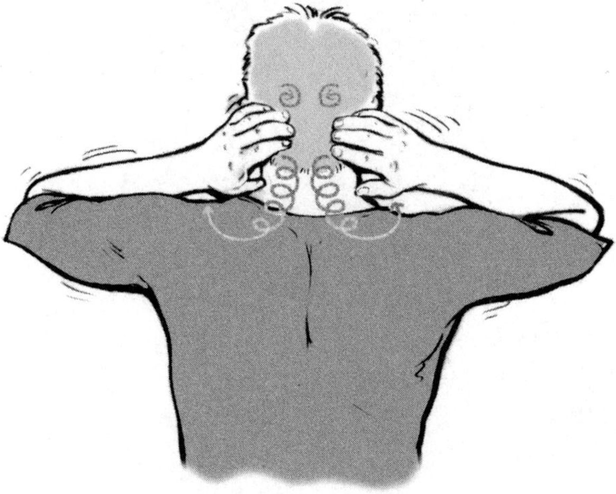

INDICATIONS : détend la nuque ; relance l'énergie Yang dans tout le corps.

■ *5) Massage de la gorge*

□ Massez lentement et profondément de part et d'autre de la trachée comme si vous creusiez deux sillons avec vos pouces.

□ *Environ 20 secondes.*

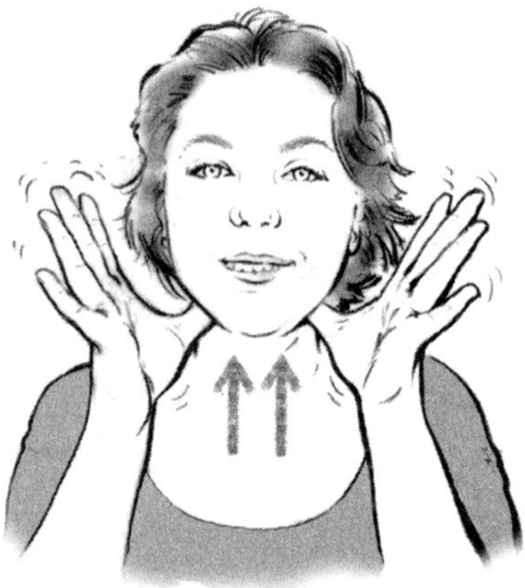

INDICATIONS : stimule les défenses immunitaires ; harmonise la glande thyroïde.

Partie n° 3

La troisième partie concerne les organes des sens. Chacun d'eux est relié à un organe en énergétique chinoise. Mais chaque organe est également une image réduite de toutes les parties du corps. La plupart d'entre vous connaissent sûrement la réflexologie plantaire : chaque partie du corps a sa correspondance avec une zone du pied, ce que l'on appelle une zone réflexe. Cette projection du corps (une somatotopie) ne se limite pas aux pieds et aux mains : le visage, les yeux, le nez, les oreilles, la langue, les organes génitaux… sont également des somatotopies corporelles. Masser, stimuler les organes des sens, c'est donc faire circuler l'énergie dans tout le corps.

- ■ *6) Massage des yeux*
- □ Avec la phalange du milieu de vos index, massez les arcades sourcilières en appuyant de la racine du nez jusqu'aux tempes.
- □ Même mouvement en passant sous les yeux.
- □ *3 mouvements de chaque.*

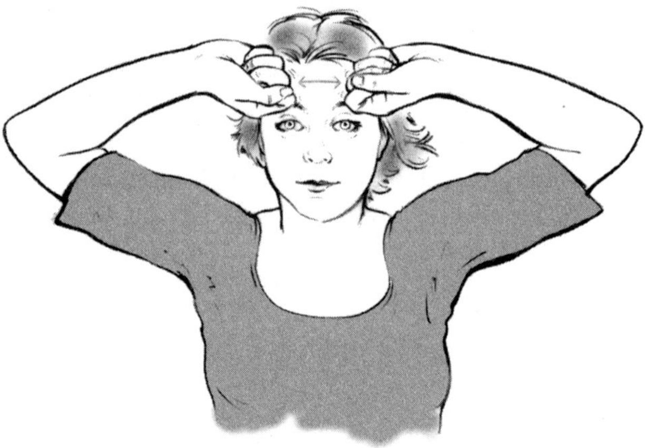

INDICATIONS : stimule l'acuité visuelle ; les yeux sont reliés à l'énergie du foie.

■ *7) Massage du nez*

□ Frottez vigoureusement les ailes du nez.

□ *Environ 10 secondes.*

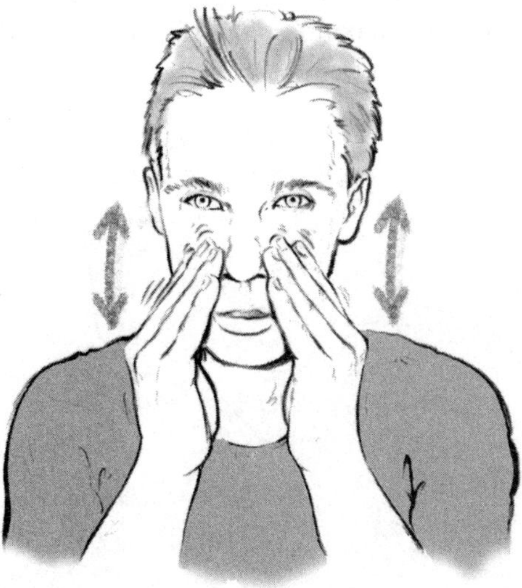

INDICATIONS : stimule le sens de l'odorat ; le nez est relié à l'énergie du poumon.

■ *8) Massage de la bouche*

□ Collez la pointe de la langue au palais (derrière les dents).

□ Avec un index sur chacune de vos lèvres, massez les gencives, puis changez la position des index.

□ *Environ 10 secondes.*

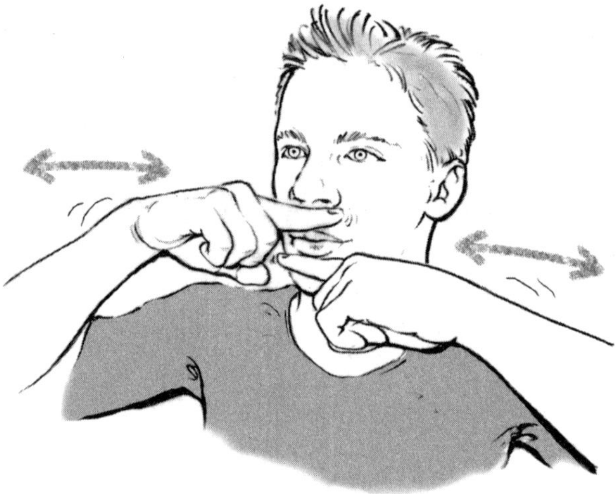

INDICATIONS : rétablit l'équilibre de la polarité haut/bas du corps ; la bouche est reliée à l'énergie de la rate-pancréas.

- ■ *9) Massage des oreilles*
- □ Masser doucement l'articulation de la mâchoire.
- □ Frotter ensuite la peau devant et derrière les oreilles avec les annulaires et les majeurs.
- □ Masser les pavillons et finir en tirant sur les lobes comme si vous vouliez allonger vos oreilles.
- □ *Environ 30 secondes.*

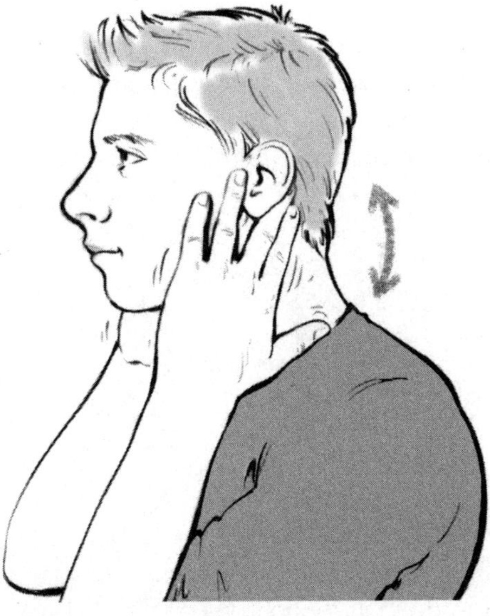

INDICATIONS : stimule le sens de l'ouïe ; les oreilles sont reliées à l'énergie du rein.

Partie n° 4

Le travail de la quatrième partie consiste à réveiller puis à faire circuler l'énergie dans le thorax. Toute cette partie est particulièrement intéressante pour stimuler les défenses de l'organisme.

■ *10) Massage des clavicules*

□ Frotter vigoureusement avec l'index et le majeur sous votre clavicule gauche (comme si vous vouliez allumer un feu).

□ Procéder de même à droite.

□ *Une quinzaine d'allers-retours sous chaque clavicule.*

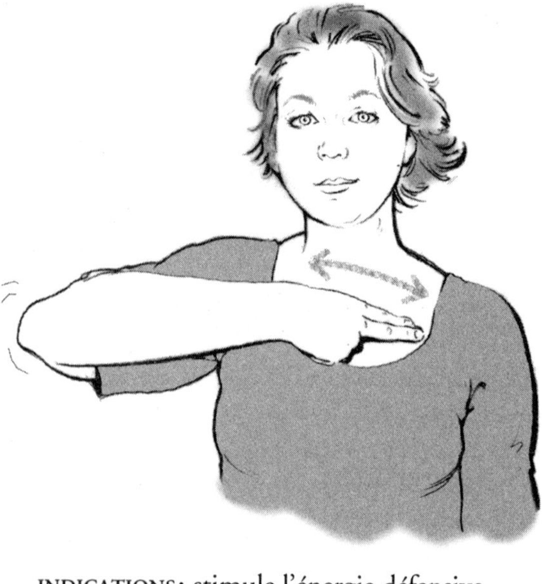

INDICATIONS : stimule l'énergie défensive.

■ *11) Stimulation du 27 Rein*

□ Joindre le pouce, l'index et le majeur et replier les deux autres doigts de manière à former un bec.

□ Croiser les mains et tapoter le point 27 Rein de chaque côté simultanément. Il se situe de chaque côté du sternum sous les clavicules. Pour le repérer facilement, mettez deux doigts sur cette zone et pliez l'autre bras vers l'avant. Vos deux doigts vont alors s'enfoncer dans un petit creux : c'est le 27 Rein.

□ *Environ 10 secondes.*

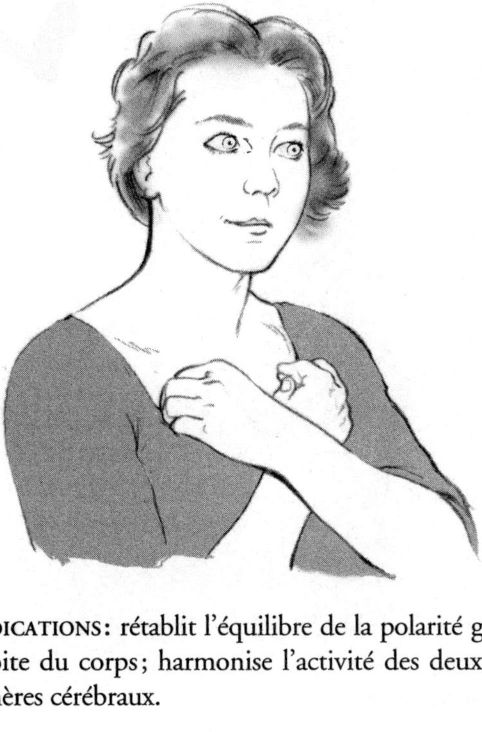

INDICATIONS : rétablit l'équilibre de la polarité gauche/droite du corps ; harmonise l'activité des deux hémisphères cérébraux.

■ *12) Stimulation des points 27 Rein et 21 Rate-Pancréas*

□ Poursuivre le mouvement précédent en gardant un « bec » sur le 27 Rein et l'autre sur la zone du 21 Rate-Pancréas. Ce point se situe à un travers de mains sous l'aisselle entre deux côtes. Pour les femmes, la bretelle du soutien-gorge indique généralement la bonne hauteur.

□ *Environ 10 secondes.*

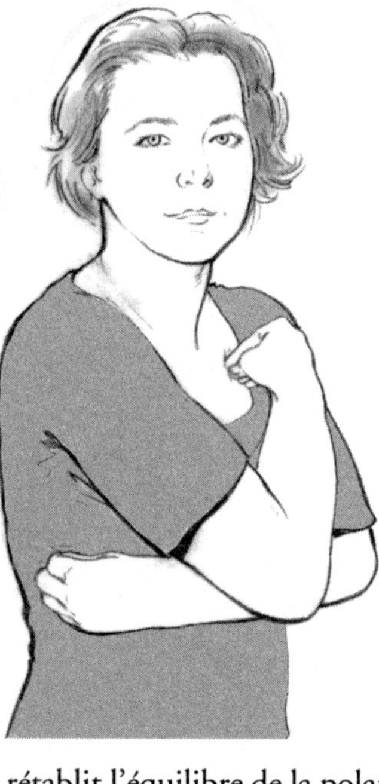

INDICATIONS : rétablit l'équilibre de la polarité gauche/droite ; stimule l'énergie défensive ; distribue l'énergie dans tout le corps.

- *13) Stimulation du thymus*

- Tapoter doucement le sternum et émettre en même temps le son A en portant votre conscience sur les cellules du thymus en train de vibrer.
- Entraînez-vous à trouver la hauteur de votre A pour faire résonner cette partie de votre corps. Le thymus est juste derrière le sternum.
- *Émettre de 1 à 3 fois le son A.*

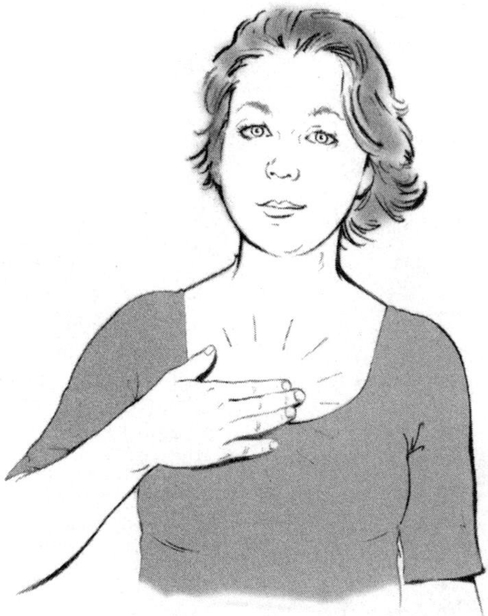

INDICATIONS : rétablit l'équilibre de la polarité gauche/droite du corps ; stimule l'énergie défensive ; harmonise le chakra du cœur.

- *14) Lissage des bras*

- Mains à plat, lisser maintenant la face interne de votre bras jusqu'au bout des doigts. Remonter par la face postérieure en englobant l'épaule. Même mouvement sur l'autre bras. Ces mouvements suivent le sens de la circulation de l'énergie dans les méridiens (cf. page 17).
- *Au moins 5 allers-retours consécutifs sur chaque bras.*

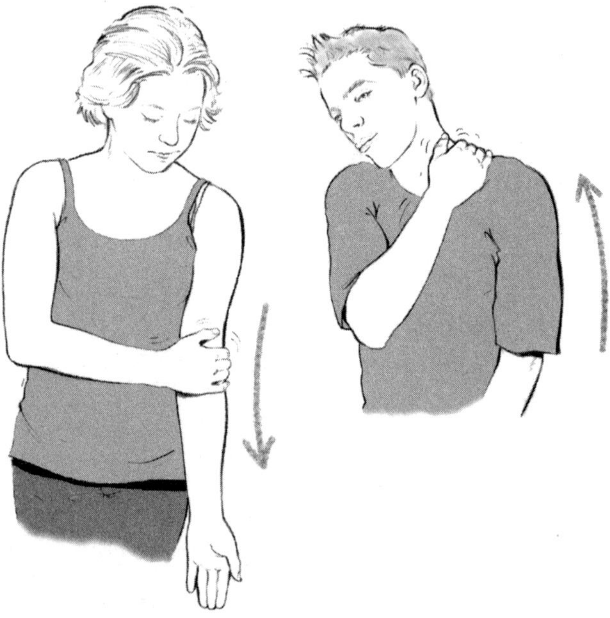

INDICATIONS : active la circulation de l'énergie dans les bras et les mains ; distribue l'énergie de la poitrine dans les membres supérieurs.

Partie n° 5

La cinquième partie vise à réveiller puis à faire circuler l'énergie dans le reste du corps, c'est-à-dire le ventre, le bas du dos et les jambes. Elle est particulièrement efficace pour donner un surplus d'énergie au corps.

■ *15) Lissage de Ren Mai*

□ Placer une main sur la gorge et l'autre sur le pubis.

□ Glisser la main supérieure de haut en bas le long de la ligne médiane pendant que l'autre main monte jusqu'au niveau du cou.

□ Renouveler plusieurs fois ce mouvement circulaire en diminuant progressivement son amplitude pour finir votre mouvement au niveau du ventre : l'idée est de faire descendre l'énergie vers le ventre.

□ *Environ quinze mouvements.*

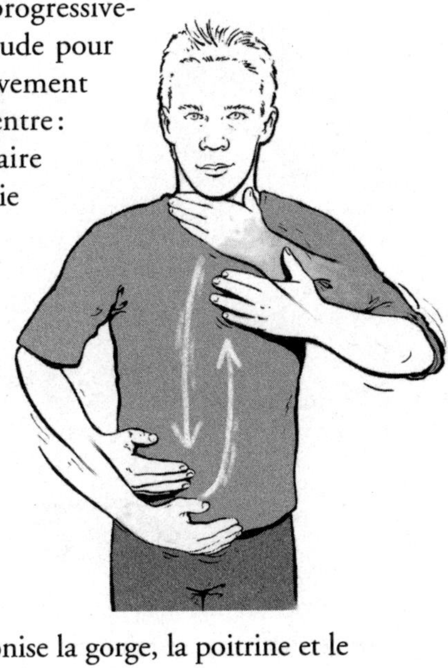

INDICATIONS : harmonise la gorge, la poitrine et le ventre ; fait descendre l'énergie.

■ *16) Massage des flancs*

□ Massez les flancs avec les deux mains.

□ Passez ensuite sous les côtes pour masser le foie et le pancréas.

□ *Environ 20 secondes.*

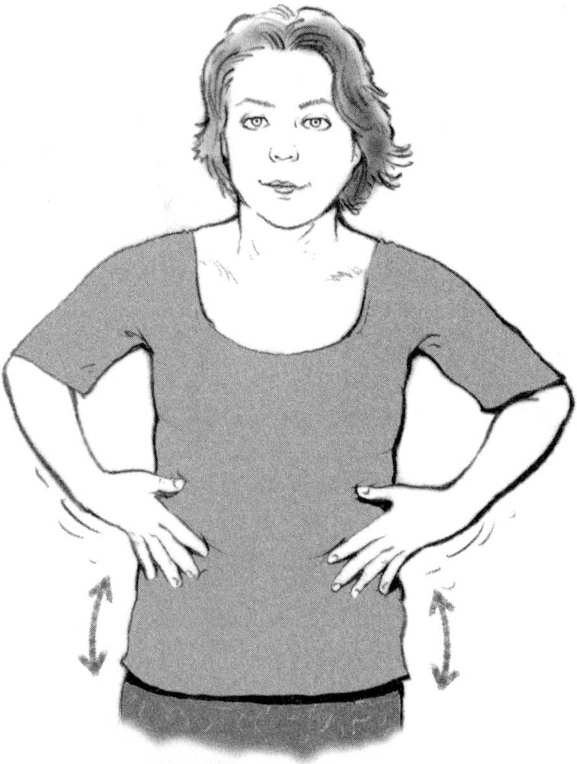

INDICATIONS : libère les stagnations d'énergie ; stimule l'énergie digestive.

■ *17) Massage du ventre*

□ Mains l'une sur l'autre, massez le ventre dans le sens des aiguilles d'une montre (sens du péristaltisme intestinal).

□ *Une quinzaine de mouvements circulaires.*

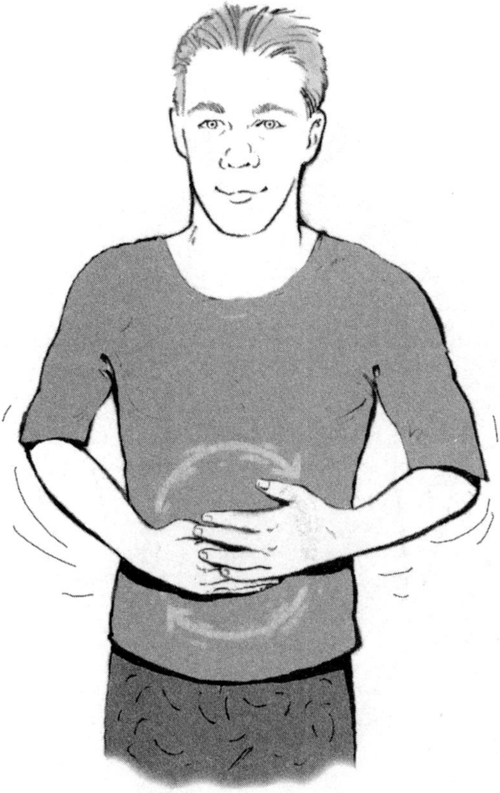

INDICATIONS : facilite le transit intestinal ; détend le plexus solaire et l'estomac.

- ■ *18) Stimulation du 30 Estomac*
- □ Frottez la zone du 30 Estomac. Ce point est situé au milieu du pli de l'aine.
- □ *Environ 10 secondes.*

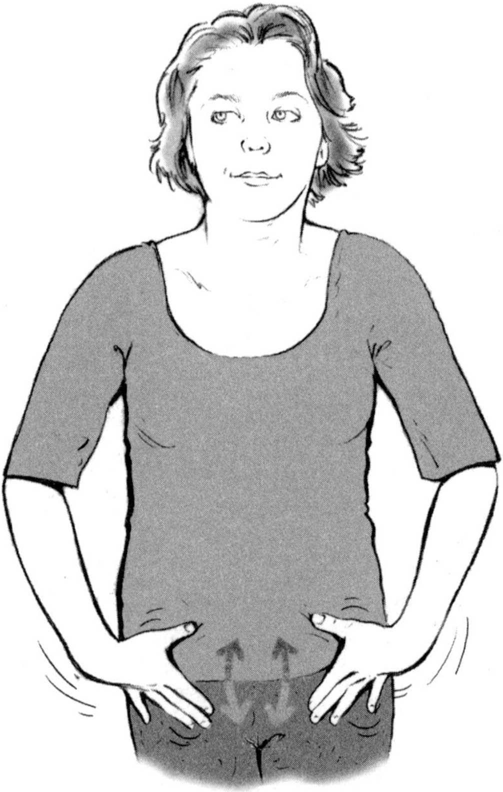

INDICATIONS : ce point régule les sphères uro-génitale, digestive et psychologique.

■ *19) Massage de la zone lombaire*

□ Frottez le bas du dos.

□ Tapotez le creux lombaire avec un mouvement qui part des poignets (les coudes ne bougent pas, les pouces et les index forment un cercle).

□ *Environ 20 secondes.*

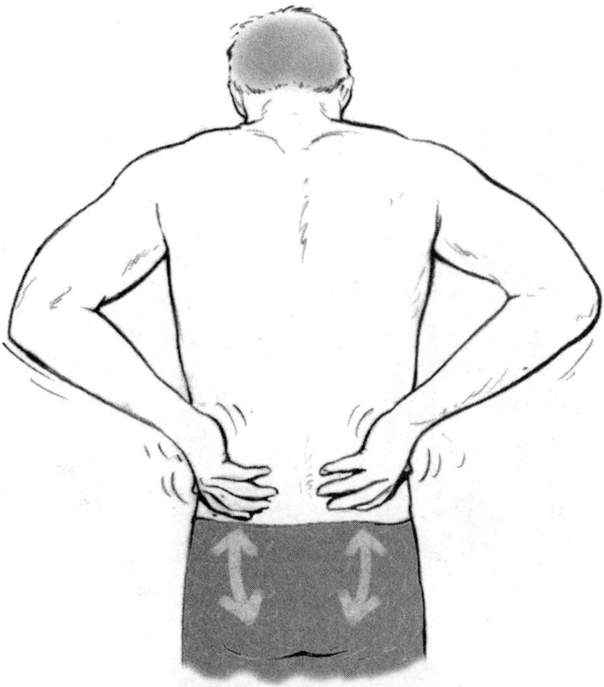

INDICATIONS : fortifie l'énergie des reins ; détend les muscles du bas du dos.

- *20) Lissage des jambes*
- Mains à plat, lissez les faces postérieures des jambes jusqu'au bout des orteils. Remontez par les faces internes jusqu'au pli de l'aine. Englobez ensuite vos hanches pour revenir dans le bas du dos. Ces mouvements suivent le sens de la circulation de l'énergie dans les méridiens (cf. page 17).
- Si vous le souhaitez, vous pouvez synchroniser votre respiration avec le mouvement : l'expiration se fait en descendant et l'inspiration en montant.
- *Au minimum 5 passages.*

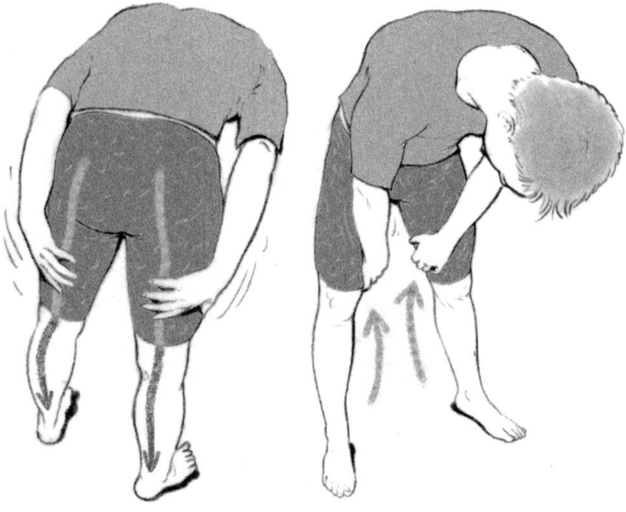

INDICATIONS : active la circulation de l'énergie dans les jambes et les pieds ; distribue l'énergie du ventre dans les membres inférieurs.

■ *21) Retour à la position de base*

□ Revenir à la position de départ. Vérifier les différents points de concentration (cf. séquence 1), la profondeur de la détente corporelle et le calme mental.

□ Procéder ensuite à l'exercice de recentrage (voir chapitre suivant).

□ *Environ 1 à 3 minutes.*

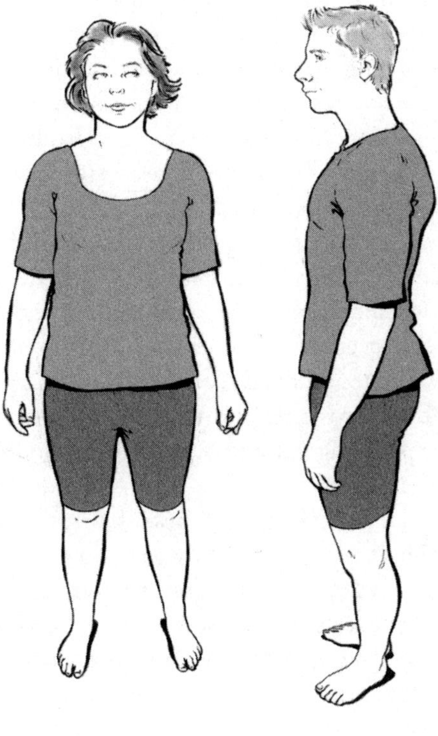

Comment pratiquer ?

Cette technique est très étonnante. Lorsqu'une personne la pratique régulièrement, elle observe peu à peu que sa relation au corps change positivement : elle se met beaucoup plus à l'écoute des signaux émis par son corps et va spontanément choisir les bons gestes au bon moment pour aider son corps à se maintenir en pleine forme. Par exemple, si un coup de froid la surprend. Très rapidement, elle va détecter que son corps est en train, grâce à son énergie défensive, d'essayer de chasser le froid qui tente de pénétrer à l'intérieur de son corps. Elle va alors masser la zone concernée (gorge, épaule, bras, bas du dos ou ventre…) pour la réchauffer et faire circuler l'énergie. Très souvent cela suffit à enrayer le rhume qui tentait de s'installer.

Il en va de même si la digestion est un peu difficile, s'il y a des douleurs dans le bas du dos… Car toute douleur est en médecine chinoise une stagnation d'énergie. Faire circuler celle-ci grâce à certaines séquences des auto-massages apporte toujours du bien-être et un soulagement. N'hésitez donc pas à extraire quelques séquences et à les pratiquer plus longtemps pour avoir une action spéciale sur la ou les zones concernées. Une baisse de vigilance au travail ou en voiture sera instantanément dissipée par un vigoureux massage du visage, du cuir chevelu, de la nuque et des yeux. Souvenez-vous-en ! Et mettez à l'épreuve cette technique, c'est également ainsi que vous l'intégrerez tout naturellement dans votre quotidien.

À l'automne, par exemple, il est conseillé de faire deux ou trois fois de suite la partie du thorax (séquences 10 à 14). Cela stimule fortement l'énergie défensive. Si vous pratiquez avec application, ne soyez pas étonné d'arriver au printemps en ayant échappé à tous les maux hivernaux !

Un dernier exemple pour les jambes et les problèmes de circulation. En massant régulièrement le ventre, le bas du dos et les jambes dans le sens de la circulation des méridiens d'acupuncture, l'énergie du bas du corps se renforce peu à peu. N'attendez pas un résultat extraordinaire au bout de quinze jours, pratiquez plusieurs mois et observez les changements, la nature ne fait rien avec précipitation. Cette pratique est anodine… et pourtant elle retarde le processus de vieillissement ! L'être humain vieillit de bas en haut, toutes les personnes âgées en font l'expérience. En énergétique chinoise, le rein est bien plus qu'un filtre : il est la source du Yin et du Yang du corps et il gouverne les cycles naturels de l'évolution (les âges de la vie). En massant régulièrement ventre, dos et jambes vous dynamisez en réalité l'énergie de vos reins.

Voici une technique abrégée des auto-massages. Elle a de très nombreuses applications : elle peut servir à relancer votre énergie lorsque vous êtes fatigué en fin de journée, ou lors de votre pause-repas ou vous aider à revenir dans un état de conscience normal après une relaxation profonde ou une méditation. Plus vous la pratiquerez, plus vous saurez l'utiliser au bon moment et en tirer d'énormes bienfaits.

L'auto-massage éclair

Le principe de l'auto-massage éclair est simple : relancer la circulation de l'énergie dans tout le corps en moins d'une minute.

Après avoir frotté vigoureusement vos mains pour appeler l'énergie, massez le visage, le cuir chevelu et le cou dans un même mouvement : les mains sont jointes et remontent par les ailes du nez comme pour la séquence 2 et continuent leur chemin sur le cuir chevelu, elles descendent ensuite dans le cou côté postérieur avant de remonter par la gorge pour finir la boucle. Faites trois passages ainsi autour de la tête et enchaînez sur le lissage des bras : même mouvement que la séquence 13, trois passages. Ensuite, rejoignez les mains au niveau du nombril (main l'une sur l'autre) pour faire trois tours dans le sens des aiguilles d'une montre (séquence 17). Glissez-les alors vers le bas du dos et frictionnez trois fois en aller-retour la zone lombaire. Pour finir, faites trois lissages de vos jambes (séquence 20).

Le recentrage

Que signifie « être centré » ?

« Être centré » signifie être aligné entre Ciel et Terre. C'est-à-dire connecté à l'énergie du Ciel et ancré dans l'énergie de la Terre ; ou selon l'expression populaire « avoir la tête dans les étoiles et les pieds sur terre ».

L'homme est un bipôle comme nous l'avons vu au chapitre I. Il est donc important que ses deux pôles soient connectés à l'univers. Lorsque ce n'est pas le cas, son attitude et son comportement changent. Il est « décentré » avec l'impression désagréable, voire inquiétante, d'être « à côté de lui-même physiquement et psychologiquement ».

Nous pouvons résumer cela à l'aide du tableau ci-dessous :

État de la connexion au Ciel (tête)		**État de la connexion à la Terre (pieds)**	
Ouvert	*Fermé*	*Ouvert*	*Fermé*
Intérêt pour l'abstraction : la philosophie, la métaphysique, la spiritualité.	Peu ou pas d'intérêt pour l'abstraction.	A conscience du principe de réalité : gestion du quotidien, et de l'argent.	Le principe de réalité est mal intégré

Ces deux pôles sont ceux de l'ovoïde des corps émotionnel et mental, ce que l'on appelle couramment la « bulle énergétique » ou « l'aura » de l'être humain. Sous l'impact d'un choc physique ou psychologique, la bulle peut se décaler du corps physique. Elle peut le faire selon trois axes. Chacun d'eux correspond à une dynamique que l'on peut interpréter selon la symbolique psychologique traditionnelle :

Axe	**Pôle Yang**	**Symbolique**	**Pôle Yin**	**Symbolique**
Vertical	Haut	Le Ciel*	Bas	La Terre*
Horizontal	Droite	L'énergie	Gauche masculine, le père, l'autorité, la loi	L'énergie féminine, la mère, l'entreprise, la société
Transversal	Derrière	Le passé, les « boulets »	Devant	Le futur, les projets

* (cf. tableau précédent)

Si vous êtes déjà sensible à cette sphère d'énergie, vous avez alors l'impression de ne pas être « calé » ou « centré ». Le cas échéant, quelqu'un vous dira : « Tu n'as pas l'air dans tes baskets aujourd'hui ! » ou « Tu es vraiment à côté de tes pompes ! » Ou plus directement, vous remarquerez que vous vous cognez toujours du même côté en passant une porte ou à côté d'un meuble. Ceci est dû aux repères spatiaux qui se dérèglent très légèrement en même temps que la bulle énergétique.

Généralement votre bulle se décale toujours de la même manière, car vous naviguez psychologiquement

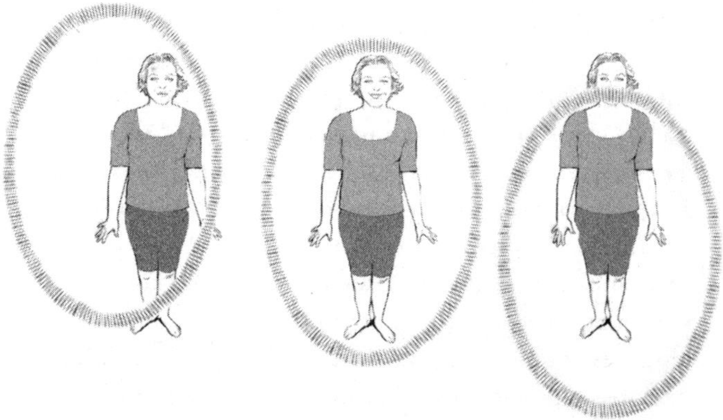

Aura décentrée vers le haut et la droite — Aura centrée — Aura décentrée vers le bas

invariablement selon votre zone de confort axée sur la recherche du plaisir et la fuite de la douleur.

C'est justement lorsque vous êtes « bousculé » par les événements ou le comportement de quelqu'un qu'il est important de vous centrer. Vos idées seront alors plus claires, l'émotion associée au choc sera moins forte, aura moins d'impact sur vous et vous aurez accès plus facilement à vos ressources pour faire face à la situation. La maîtrisant mieux, vous réduirez considérablement votre niveau de stress.

Prenons un exemple : dans votre travail, vous devez prendre la parole devant un groupe lors d'une réunion importante. Si vous n'êtes pas centré et que vous avez peur de vous exprimer devant le groupe… votre attitude générale et votre voix vont révéler votre état émotionnel. Vous ne pourrez pas avoir la fluidité verbale et la force de conviction nécessaires pour appuyer votre discours. Les mots risquent de se bousculer dans votre tête sans pouvoir vraiment s'organiser efficacement. Vous aurez alors l'impression, une fois votre intervention terminée, de n'avoir pas pu exprimer vraiment ce que vous vouliez dire et d'avoir oublié la moitié de vos idées… Au contraire, si consciemment vous vous êtes centré juste avant de prendre la parole, votre voix, votre attitude et votre force de conviction seront en adéquation avec tout votre être et le résultat de votre intervention sera tout à fait satisfaisant.

Il est également nécessaire d'être vigilant par rapport aux transports : la vitesse du TGV et de l'avion a pour effet de décaler la bulle légèrement vers l'arrière.

La première chose à faire lorsque vous percevez que vous êtes décentré est de vous détendre. Pour vous détendre rapidement, vous trouverez ci-dessous la technique de la « Détente en trois points ». Ensuite, vous découvrirez trois techniques qui vous permettront de recentrer vos énergies.

La détente en 3 points

Objectif Se détendre de la tête aux pieds, rapidement, sur 3 respirations.

Protocole Vous inspirez l'air profondément, puis en expirant lentement par la bouche comme si vous souffliez dans une paille, vous relâchez votre menton, votre maxillaire inférieur, le visage, l'arrière de la tête et le cou. Vous prenez conscience de la détente qui s'est ainsi installée sur la zone : tête, visage, cou.

Vous inspirez une seconde fois l'air profondément, puis sur une expiration lente, vous laissez aller vos épaules, vous détendez vos bras, votre thorax et le dos. Vous prenez conscience du relâchement qui s'est opéré au niveau de ces segments corporels.

Vous inspirez une troisième fois, sur l'expiration lente, vous relâchez profondément votre ventre, vos jambes et vos pieds.

Vous avez ainsi à l'aide de 3 points focaux – le menton, les épaules et le ventre – détendu tout votre corps.

Vous pouvez maintenant, afin de mettre votre esprit au repos, vous concentrer sur votre respiration ; vous vous laissez bercer par ce mouvement doux et harmonieux.

Pour terminer, vous visualisez un soleil au niveau du plexus solaire (derrière l'estomac) et vous laissez cette chaleur agréable et apaisante rayonner sur tout votre corps.

Conseil Cette technique ne vous demande que 5 minutes d'entraînement quotidien.
Vous pouvez la pratiquer en position assise dans un premier temps, puis ensuite en position debout.

Comment se centrer ?

Le principe est simple. Notre bulle énergétique a un axe central et celui-ci doit normalement être aligné avec l'axe du corps : la colonne vertébrale.

Pour opérer ce réalignement, voici ci-dessous trois méthodes. Chacune d'elles s'appuie sur un canal sensoriel différent.

Nous vous conseillons d'expérimenter les trois techniques et de choisir celle qui vous convient le mieux. Vous pourrez ensuite utiliser deux ou trois techniques simultanément.

Vous êtes plutôt	Méthodes adaptées
Visuel	Le fil d'or
Auditif	Faire vibrer la colonne vertébrale
Kinesthésique (toucher)	Mouvement de recentrage des énergies

a) La technique visuelle : le fil d'or

Vous vous placez en position debout telle que décrite dans les auto-massages (cf. page 23). Vous fermez délicatement les yeux, vous faîtes trois respirations profondes, vous vous laissez bercer quelques instants par la respiration.

Puis, vous imaginez un fil d'or, lumineux, qui descend du ciel et vient se placer au sommet de votre tête (fontanelle postérieure). Il continue son parcours en descendant à l'arrière de la tête. Arrivé aux vertèbres cervicales, il rentre à l'intérieur de votre colonne vertébrale et la parcourt de haut en bas. Il passe les cervicales, les dorsales, les lombaires, le sacrum et ressort au coccyx pour aller plonger dans le sol vers le centre de la terre. Ce fil d'or vous relie au ciel et à la terre et vous recentre autour de votre axe central : la colonne vertébrale.

Lorsqu'il est installé, en vous concentrant dessus, vous pourrez sentir que votre corps énergétique se recentre autour de lui. Vous y parviendrez facilement avec un peu de pratique.

b) La technique sonore : faire vibrer la colonne vertébrale

Vous allez travailler debout position décrite dans les auto-massages (cf. page 23) avec le son OM. Émettez ce son et laissez-le « remplir » toute votre cavité buccale. Lorsqu'il occupe cet espace, basculez-le à l'arrière dans votre gorge. Puis, déplacez le

OM vers le haut, comme un jet d'eau multicolore qui jaillirait au-dessus de votre tête. Déplacez-le également vers le bas en visualisant une cascade pure et cristalline. Ces images vous aideront à orienter votre son. Lorsque celui-ci est présent dans toute votre colonne, il la fait vibrer globalement. En vous concentrant dessus, vous pourrez sentir que votre corps énergétique se recentre autour de la colonne.

c) La technique gestuelle : mouvement de recentrage des énergies

Vous allez travailler en position debout, mais celle-ci est légèrement modifiée par rapport à la position que vous avez utilisée jusqu'à présent.

Vous fléchissez les genoux, vous rapprochez le pied gauche du pied droit afin que les talons se touchent et forment un V.

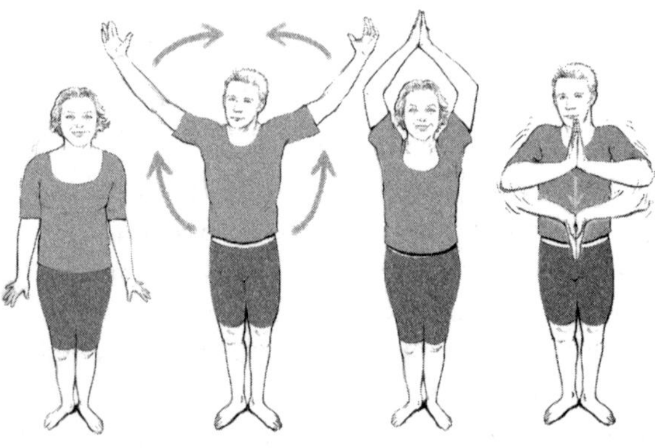

Dans un mouvement lent et harmonieux vos bras s'élèvent paumes tournées vers le ciel, jusqu'à ce que vos mains se rejoignent paume contre paume, doigt contre doigt au-dessus de votre tête, le bout des doigts étant orienté vers le ciel.

Les mains toujours jointes, vous les laissez glisser le long de la ligne centrale à quelques centimètres sur la surface énergétique de votre corps, devant votre visage, devant le thorax jusqu'au nombril. Arrivées au nombril, vous les retournez lentement, pointes des doigts toujours jointes mais orientées cette fois-ci vers la terre.

Lorsque vous ne pouvez plus continuer ce mouvement car vos bras sont tendus, vous laissez les mains s'écarter l'une de l'autre, les doigts se séparent, les bras se placent le long du corps. Vous recommencez deux fois ce mouvement, en vous concentrant sur l'axe médian tracé par vos mains dans ce mouvement de descente. Avec un peu d'entraînement vous pourrez sentir que votre corps énergétique se recentre autour de cet axe.

Vous voilà en possession de techniques simples et efficaces destinées à vous aider à vous recentrer lorsque vous en éprouvez le besoin. Vous pouvez également faire de cette pratique une « hygiène de vie psychologique »: en effet, en pratiquant chaque jour votre exercice de recentrage vous allez progressivement sentir s'installer en vous trois changements majeurs :

- ☐ Une plus grande lucidité et clarté mentale.
- ☐ Plus de calme et de sérénité au niveau émotionnel.
- ☐ Une écoute plus attentive de votre corps et une nouvelle perception de son niveau énergétique.

Bonne pratique!

Réveillez votre « guérisseur intérieur »

La pratique que nous allons vous présenter maintenant est très efficace pour augmenter la vitalité des organes. Quel que soit le trouble fonctionnel dont peut être atteint un organe ou une partie du corps, cette technique vous permettra d'améliorer jour après jour votre état de santé. Il n'y a aucune contre-indication à son utilisation, mais, elle ne se substitue en aucun cas à un diagnostic et à un traitement médical. Si vous êtes malade, consultez votre médecin pour avoir le traitement qui vous convient le mieux, suivez-le scrupuleusement et potentialisez les facultés de guérison de votre corps en réalisant cette pratique au quotidien.

Qui est ce guérisseur intérieur, vous demanderez-vous ? D'où vient-il ? Le guérisseur intérieur est l'intelligence du corps. Cette intelligence n'est pas localisable dans le cerveau comme on pourrait le penser. Elle est différente également de l'intelligence du cœur. Cette forme d'intelligence semble être inhérente à la matière vivante. Elle est à l'œuvre à chaque seconde dans tous les règnes de la nature. Ses deux grandes caractéristiques sont l'adaptabilité et la créativité. Celles-ci permettent, par exemple, aussi bien l'évolution des espèces que les guérisons spontanées. Ces dernières inexpliquées et inexplicables scientifiquement, mettent en lumière le potentiel incommensurable de notre guérisseur intérieur.

Citons un extrait du livre *Le corps quantique* du docteur américain Deepak Chopra : « Il n'existe aucun organe spécifique de guérison. Dans ces conditions, comment l'organisme sait-il ce qu'il doit faire en cas de défaillance ? La médecine n'offre aucune réponse… Lorsqu'un globule rouge se précipite vers le siège d'une blessure et entame le processus de coagulation, son parcours ne se fait pas au hasard. Il sait très bien où aller et ce qu'il doit faire dès son arrivée, aussi sûrement que le ferait un auxiliaire médical – plus sûrement même, en ce sens qu'il agit tout à fait spontanément et sans hésitation. Même si l'on soumettait ses connaissances à des examens successifs de plus en plus précis, dans le but de surprendre le secret de quelque hormone minuscule ou de quelque enzyme messager, on ne découvrirait pas de protéine appelée "intelligence", bien qu'il ne fasse aucun doute que c'est bien d'intelligence qu'il s'agit. Une partie de cette intelligence se consacre à la guérison et la force qui l'anime semble très puissante. Toute maladie mortelle, non seulement le cancer, connaît des cas de survie inexplicables. »

Les pratiques proposées dans cet ouvrage visent à réveiller cette intelligence, à lui donner ou lui redonner la parole pour qu'elle opère les régulations nécessaires à un fonctionnement harmonieux de votre organisme.

Au niveau énergétique, que vous présentiez un déséquilibre entre le Yin et le Yang, une stagnation d'énergie ou de sang, la présence d'énergie trop chaude ou froide… votre corps saura utiliser tous les bienfaits de cette pratique, en procédant aux autorégulations nécessaires au rétablissement de l'harmonie dans votre corps. Elle allie en synergie quatre outils thérapeutiques :

- le son,
- la couleur,
- l'énergie des mains,
- le sourire intérieur.

Chaque outil fait l'objet d'une introduction et d'une pratique séparée. Il est important de s'entraîner sur chacun de ces exercices préliminaires avant d'expérimenter la pratique du « guérisseur intérieur ».

Le son

La puissance thérapeutique du son est utilisée dans toutes les grandes traditions. Nous pouvons trouver des pratiques d'autoguérison utilisant l'énergie du son dans toutes les grandes civilisations et sur tous les continents. Pourquoi cette constante ? Pourquoi aux quatre coins du globe l'humanité a-t-elle toujours perçu intuitivement que le monde fut créé par le son ou le verbe ?

Nous allons développer quelques exemples simples pour le comprendre.

Si nous nous penchons sur l'impact du son au niveau du corps, nous découvrirons les deux grandes propriétés de l'énergie acoustique :

- faire vibrer les cellules (massage vibratoire),
- réorganiser leurs structures énergétiques.

Lorsque vous pratiquerez les sons thérapeutiques, vous ressentirez l'action du son comme un massage interne de vos organes. Ce massage permet de déloger l'énergie qui stagne dans votre corps et d'évacuer l'énergie usagée.

Revenons un peu sur l'histoire : nous devons la démonstration du pouvoir structurant du son à un chercheur français du début du XXe siècle. L'expérience est fort simple. Il disposa des paillettes de fer sur une plaque de cuivre. Puis, avec un archer, il émit une note de musique pendant un certain temps. Il constata alors que le son provoquait des mouvements des paillettes de fer : celles-ci s'organisèrent en une figure géométrique bien définie. En reprenant son expérience avec les autres notes de la gamme, il découvrit qu'une figure différente était générée selon le son émis. Il prouva ainsi que chaque note avait le pouvoir d'organiser la matière selon une configuration géométrique qui lui était propre.

Nous pouvons rapprocher cette expérience de la science des cristaux. Les géologues ont découvert qu'il existait sept types d'organisations cristallines possibles (plus la structure amorphe, sans organisation). Ainsi, quelle que soit la pierre, l'observation au microscope va permettre de retrouver partout la même figure géométrique (un triangle, un carré, un hexagone...). La pierre apparaît alors comme un ensemble de petites briques, toutes identiques, s'emboîtant inextricablement les unes dans les autres.

Mais revenons à notre expérience, qui malheureusement n'a pas été (à notre connaissance) reprise par les scientifiques. Si nous la réalisons avec du sable et une feuille de papier, nous n'obtiendrons pas le même résultat. Tout simplement parce que ces éléments sont beaucoup moins influençables par les ondes électromagnétiques. *A contrario*, le cuivre et le fer sont de bons conducteurs électriques, donc extrêmement sensibles à ce type d'onde.

Souvenez-vous des expériences en travaux pratiques de physique au lycée qui consistaient à faire apparaître les lignes de forces électromagnétiques se dégageant d'un aimant.

Celui-ci était posé sur une surface où avaient été déposées de manière aléatoire des paillettes de fer. On pouvait alors voir ces paillettes s'animer d'un mouvement puis, venir se placer le long des lignes d'énergie concentriques dégagées par l'aimant. Grâce à cette astuce les forces invisibles de l'aimant devenaient observables.

Il en est de même pour notre corps : il est constitué de milliards d'atomes en mouvement et d'une danse incessante d'électrons créant des champs électromagnétiques locaux au niveau de chaque cellule et un champ global au niveau du corps.

Faire vibrer une partie du corps sur une note ou un son précis va donc permettre de libérer les stagnations d'énergie, de drainer l'énergie usagée et de restructurer l'énergie des cellules. Une technique récente, l'acupuncture acoustique, nous montre également que le son a la capacité de venir délier les mémoires émotionnelles logées dans les tissus.

L'acupuncture acoustique consiste à utiliser la musique, c'est-à-dire des vibrations de fréquences musicales, afin de stimuler les grandes fonctions de l'organisme. L'injection des sons est réalisée soit au niveau des points d'acupuncture, soit en utilisant certaines structures osseuses comme amplificateur de la résonance. L'appareil utilisé est un générateur de fréquences pouvant émettre les douze notes de la gamme chromatique sur trois octaves. La vibration est transmise au patient par l'intermédiaire d'un stylo à embout vibrant, appliqué perpendiculairement au plan cutané. Les travaux en cours portent essentiellement sur le traitement de troubles psychosomatiques, psychologiques ou comportementaux. Cette technique s'avère être un traitement utile pour :

- certains troubles obsessionnels,
- certaines phobies,
- les symptômes liés au conflit psychosomatique, par exemple : fatigue matinale, fourmillements dans les membres, douleurs dorsales, crampes musculaires, palpitations, anxiété, maux de tête, troubles de la circulation, problèmes digestifs…
- toute thérapie de « connaissance de soi », tout travail introspectif et psychanalytique.

Tous les renseignements sur cette méthode pleine d'avenir sont disponibles sur le site internet :

www.acupuncture-acoustique.com

Vous trouverez ci-dessous une pratique destinée à vous faire découvrir l'utilisation thérapeutique du son.

PRATIQUE
« Faites vibrer vos cellules grâce aux sons »

Objectif Faire vibrer votre corps jusqu'au niveau cellulaire à l'aide de sons spécifiques.

Protocole Vous vous installez confortablement debout, dans la position décrite au chapitre II portant sur les auto-massages (cf. page 23), vous faites votre détente en trois points (cf. page 53) puis vous vous centrez (cf. pages 54-57). Vous vous laissez bercer quelques instants par votre respiration.

Ensuite, vous portez toute votre attention, toute votre conscience sur votre tête. Lorsque vous êtes focalisé sur ce segment corporel vous émettez à son intention le son **I**. Testez si votre **I** doit être aigu, médium ou grave pour obtenir une douce sensation de vibration à l'intérieur de votre tête. Lorsque vous aurez trouvé par essai et erreur quel est le **I** qui vous convient le mieux, vous le répéterez trois fois. Avant de passer au son suivant, attendez que la vibration du son précédent se soit estompée.

Dirigez maintenant toute votre attention sur votre gorge et votre cou, focalisez-vous ainsi sur ce segment, émettez un son **É** ouvert en direction de cette zone corporelle après avoir testé comme précédemment la hauteur de votre son. Répétez trois fois le **É** qui vous convient. Laissez la vibration du son s'estomper.

Portez toute votre attention sur le haut de votre thorax et vos bras (toute la zone située au-dessus du diaphragme), émettez à son encontre un son **A** ouvert et joyeux. Testez le **A** qui vous convient, puis répétez-le trois fois. Laissez la vibration s'estomper.

Portez toute votre attention sur votre plexus solaire et la partie haute de votre ventre située entre le diaphragme et le nombril, émettez dans ce segment le son **OU** trois fois. Laissez la vibration s'estomper.

Portez toute votre attention sur la partie basse de votre ventre (partie située sous le nombril) et les jambes. Émettez en direction de cette zone corporelle le son **O** fermé.

Pour clore cette pratique vous inspirez profondément et vous émettez toutes les notes en remontant de bas en haut. Ce qui vous donne l'enchaînement suivant : **O / OU / A /É /I.** Cette « remontée » vous permet d'harmoniser tout votre corps.

Conseil N'hésitez pas à tester les tonalités qui vous conviennent le mieux en sachant que, d'une façon générale, le bas du corps vibre facilement sur des tonalités plutôt graves et le haut sur des notes plus aiguës.

La couleur

« Couleur rime avec humeur ». C'est ce que nous enseigne la chromothérapie (thérapie par la couleur) : à chaque couleur est associé un type d'émotion bien défini. Ainsi, l'orange invite à la gaieté, à la joie ; le rouge foncé à l'excitation, à la colère ; le bleu au calme, à la tranquillité des grands espaces ; le rose à l'affectivité... Chaque couleur a donc son champ d'action à l'intérieur de notre palette émotionnelle. Tel un peintre, nous choisissons plus ou moins consciemment les couleurs qui nous correspondent psychologiquement à la fois dans notre lieu de vie, mais également au quotidien dans le choix des vêtements que nous portons. Nous avons tous des habits, des couleurs que nous aimons porter tout simplement parce que nous nous sentons bien, nous nous sentons mieux vêtus ainsi. Si vous vous mettez à l'écoute de vous-même le matin avant de vous habiller, vous allez naturellement sentir quelles sont les couleurs qui vous correspondent pour cette journée. La couleur est comme une nourriture pour le corps émotionnel. Si vous vous sentez fatigué, mettez du rouge consciemment. Vous vous apercevrez que vos vêtements vont vous donner de la vitalité... et si vous n'aimez pas le rouge, choisissez un orangé, il vous apportera de l'énergie et un côté joyeux, spontané. Ce petit exercice quotidien est formidable pour développer l'écoute de soi. Point besoin de temps, même si le réveil « a oublié » de sonner : il suffit de vous poser la question : « Quelle couleur ai-je besoin ou envie de porter aujourd'hui ? » Avec le temps, vous deviendrez de plus en plus sensible à l'influence de la couleur.

Nous vous invitons donc à en faire l'expérience car le travail sur la couleur est très plaisant, très ludique. Si vous souhaitez approfondir ce sujet vous trouverez de nombreux ouvrages s'y référant dans les librairies. Un chapitre complet détaillant l'action et l'utilisation de chaque couleur y est consacré dans notre livre *Respirez pour mieux vivre,* à paraître en 2004 aux Éditions Jouvence, collection « Pratiques ».

Afin de vous familiariser avec la couleur et ses effets bénéfiques, nous vous proposons une pratique intitulée le nuage de couleur.

PRATIQUE

« Le nuage de couleur »

Objectif Se calmer ou se vitaliser à l'aide d'un nuage de couleur.

Protocole Vous pouvez effectuer cette pratique en position couchée, assis ou debout. Choisissez la position qui s'adapte le mieux au lieu dans lequel vous pratiquez.

Vous inspirez l'air profondément, puis en expirant lentement par la bouche comme si vous souffliez dans une paille, vous relâchez votre menton, votre maxillaire inférieur, le visage, l'arrière de la tête et le cou. Vous prenez conscience de la détente qui s'est ainsi installée sur la zone : tête, visage, cou.

Vous inspirez une seconde fois l'air profondément, puis sur une expiration lente, vous laissez aller vos épaules, vous détendez vos bras, votre thorax, et le dos. Vous prenez conscience du relâchement qui s'est opéré au niveau de ces segments corporels.

Vous inspirez une troisième fois, sur l'expiration lente, vous relâchez profondément votre ventre, vos jambes et vos pieds.

Vous pouvez maintenant visualiser au-dessus de votre tête un nuage que vous allez colorer tel un peintre à l'aide d'une couleur de votre choix.

Si vous éprouvez le besoin de vous calmer, vous ferez appel à un nuage bleu ou vert, si vous souhaitez vous tonifier, vous évoquerez un nuage orange ou rouge.

Lorsque ce nuage est clairement présent vous le laissez vous envelopper de la tête jusqu'aux pieds. Vous baignez ainsi dans un nuage cotonneux, coloré, et vous inspirez profondément cette couleur qui va se répandre à l'intérieur de votre corps lui apportant détente ou vitalité.

Vous cessez l'exercice dès que votre objectif est atteint. Vous inspirez alors profondément trois fois pour revenir en douceur vers un état de veille. Vous pouvez ensuite vous étirer, bailler si vous le souhaitez et, en dernier lieu, ouvrir les yeux.

Conseil Cette technique très rapide et pratique est à utiliser dans ses deux versions en fonction de vos besoins. Vous pouvez dans une même journée alterner l'utilisation du nuage calmant et du nuage tonifiant.

Les mains d'énergie

Imaginez que vous êtes en présence d'un ami qui ne va pas très bien. Vous l'écoutez tout en marchant le long d'un sentier. À un moment vous le sentez au bord du craquage… Que faites-vous ? Spontanément, vous allez lui mettre une main sur l'épaule ou lui donner une petite tape dans le dos en signe d'encouragement. Prenons un autre exemple : Que font deux personnes qui s'aiment intensément ? Elles se tiennent par la main !

Nous avons tous en nous cet instinct, nous savons inconsciemment que nous pouvons émettre et recevoir de l'énergie à travers nos mains. Les enfants le sentent parfaitement, c'est pour eux bien souvent une évidence.

Inutile d'être un très grand magnétiseur pour soigner avec ses mains. Ce qui compte avant tout, c'est l'ouverture du cœur et l'intention. En Chine, on dit « le Yi chevauche le Qi ». Le Yi, est l'intention, la pensée consciemment dirigée et le Qi, l'énergie. La pensée gouverne donc l'énergie. Si vous vous concentrez sur vos mains, l'énergie afflue jusqu'au bout des doigts, si vous pensez à votre cœur, l'énergie se concentre dans cet organe, etc. C'est très simple et ça marche… c'est une loi de la nature : la pensée crée la réalité. Songez un instant à ceci : tout ce que vous percevez autour de vous, mise à part la nature, a été conçu mentalement avant d'avoir une existence matérielle.

C'est sur ce principe que l'on réalise dans certains hôpitaux des anesthésies locales. Le patient est guidé par un sophrologue. Celui-ci commence par induire une relaxation profonde et invite ensuite le patient à ressentir du froid sur la zone concernée par l'intervention. Le froid est dans un premier temps créé mentalement grâce à la visualisation. La personne imagine que sa main, par exemple, devient glacée, totalement gelée comme si elle la plaçait dans un congélateur. Bien guidé, le patient rentre totalement dans cette sensation de froid créé mentalement. L'expérience montre alors que sa main devient insensible et peut supporter une opération sans anesthésie. Ne pensez pas que cette méthode s'applique exclusivement aux extrémités corporelles. Cette technique est fréquemment utilisée dans le cadre des interventions sur la thyroïde. Et si jamais le patient « déconnecte de son état de relaxation », une dose d'anesthésie locale est aussitôt injectée.

Cet exemple vous permet de comprendre l'importance de cette loi. Même si au début, vous ne ressentez pas l'énergie se concentrer sur la zone corporelle que vous visualisez, continuez à pratiquer. Avec le temps, vous allez sentir les effets de l'énergie sur votre corps. Cela peut se manifester sous la forme de picotements, de chaleur ou de fraîcheur, de sensation d'un courant électrique… chacun a sa façon de sentir l'énergie. L'important c'est que vous découvriez la vôtre. Voici un exercice pour vous y aider.

PRATIQUE
« Développez l'énergie curative de vos mains »

Objectif Découvrir et développer l'énergie curative de vos mains.

Protocole Vous vous installez confortablement en position assise, votre dos est droit, sans tensions, la tête dans l'axe de la colonne, les épaules détendues, les mains reposent tranquillement sur les cuisses paumes tournées vers le ciel, les pieds sont posés à plat sur le sol. Vous portez toute votre attention sur votre respiration qui est calme, profonde et harmonieuse.

Puis, vous déplacez votre attention vers votre main gauche, vous sentez son poids, la chaleur qu'elle dégage. Très légèrement vous vous concentrez sur votre petit doigt, vous sentez sa taille, son état de tension ou de détente, vous le relâchez.

Éléments		Doigts
Bois	→	Annulaire
Feu	→	Auriculaire
Terre	→	Pouce
Métal	→	Index
Eau	→	Majeur

Correspondances entre les doigts et les éléments chinois

Vous lui envoyez ensuite mentalement de l'énergie. Très rapidement vous sentez que votre petit doigt grandit, devient plus vivant, il se vitalise.

Vous continuez l'exercice en procédant de façon similaire avec les autres doigts : l'annulaire, l'index, le majeur et le pouce. Vous sentez tous vos doigts emplis d'une énergie vivifiante. Puis, au centre de votre paume, vous visualisez un soleil brillant de mille feux. Il rayonne dans toute votre main qui vous semble baigner dans un océan d'énergie.

Vous passez ensuite délicatement à la main droite et procédez à l'identique. Vos deux mains sont maintenant gainées d'un gant énergétique. Vous allez pouvoir « jouer » avec cette énergie afin de mieux la percevoir et de la développer.

Pour ce faire, vous allez joindre vos mains, paumes contre paumes, doigts écartés, se joignant par paires (petit doigt contre petit doigt, annulaire contre annulaire, majeur contre majeur...). Puis, vous allez visualiser que les bouts de vos doigts sont reliés par des fils d'énergie. Vous allez écarter tout doucement vos mains l'une de l'autre en continuant à sentir ces fils qui relient vos doigts. Vous sentirez alors très rapidement des picotements au bout des doigts qui signent la présence subtile de l'énergie. Continuez à les écarter de quelques centimètres pour placer vos mains comme si vous étiez en train de tenir un petit ballon. À partir de cette position, rapprochez et écartez vos mains de quelques millimètres en vous concentrant sur l'espace entre vos paumes et vos doigts. Vous allez percevoir une sensation élastique dans l'espace entre vos deux mains : c'est l'énergie.

Conseil Plus vous pratiquerez régulièrement cet exercice, plus vous percevrez facilement l'énergie. Celle-ci affluera dans vos mains vous permettant ensuite de la diriger vers les organes ou segments corporels que vous avez besoin de rééquilibrer ou d'harmoniser.

Le sourire intérieur

Lorsque vous tombez malade et vous retrouvez « cloué au lit », contraint et forcé au repos, vous avez certainement déjà pensé : « Finalement, le corps est une merveilleuse machine, c'est lorsqu'elle se dérègle que l'on prend conscience du bonheur d'être en pleine forme ! » Eh, oui ! Alors n'attendez pas d'être malade pour y penser. Chaque jour prenez-en conscience et remerciez votre corps, vos organes, vos glandes endocrines... de fonctionner harmonieusement et de vous permettre de profiter de la vie en jouissant d'une excellente santé. La prévention est toujours la meilleure stratégie.

Pour cela, les Chinois pratiquent ce qu'ils appellent le « sourire intérieur ». C'est une technique extrêmement simple et efficace. Il vous suffit de vous mettre en état de gratitude vis-à-vis de votre corps. Vous pouvez vous aider en pensant à quelqu'un ou à une situation qui

Organes et entrailles	**Attitudes et émotions « négatives »**	**Attitudes et émotions « positives »**
Foie/vésicule biliaire	Colère, agressivité	Bienveillance, souplesse
Cœur / intestin grêle	Agitation, méchanceté	Calme, joie
Rate-pancréas / estomac	Anxiété, pensée soucieuse	Confiance en soi, affirmation
Poumon / gros intestin	Tristesse, mélancolie	Courage, force
Rein / vessie	Peur	Volonté,soi, persévérance

vous inspire de la gratitude. Une fois cet état émotionnel atteint, passez en revue les différents segments corporels et souriez-leur intérieurement comme si vous adressiez un beau sourire du fond du cœur à un être cher.

Si vous souhaitez coupler ce travail énergétique avec l'aspect psychique des organes, vous pouvez vous concentrer dans un second temps sur l'émotion positive associée à chacun d'entre eux (cf. ci-dessus le tableau des correspondances entre organes et émotions selon l'énergétique chinoise).

Ces correspondances ne sont guère le fruit du hasard. Cela peut paraître étrange à première vue de penser que la colère va se loger dans le foie ou la peur dans les reins. Et pourtant, si vous êtes sensible à vos corps émotionnel et énergétique, vous pouvez vérifier par vous-même ces analogies connues et confirmées depuis plus de 5000 ans. Pensez-y la prochaine fois que vous vous mettrez en colère par exemple, vous sentirez alors (avec un peu d'attention et de sensibilité) que l'énergie au-dessus de la hanche droite se bloque. Seule l'expression verbale de la colère (qui n'implique pas de violence verbale et physique comme on pourrait le penser), la résolution du conflit ou un travail énergétique permet ensuite de libérer la stagnation d'énergie.

Prenons un autre exemple : quelle attitude adoptez-vous lorsque vous êtes triste ?

Naturellement, vous baissez un peu la tête, les épaules se replient vers l'avant, le dos se voûte et le regard se porte vers le bas. Que s'est-il passé ? L'énergie de la tristesse se loge dans le haut de la cage thoracique, notamment dans les poumons et le corps s'enroule autour car le dynamisme de la tristesse est une énergie de repli sur soi. *A contrario*, lorsque vous vous sentez plein de courage, vous redressez la tête, gonflez la poitrine et allez de l'avant.

Nous vous invitons donc à être plus attentif à la relation existant entre d'une part votre corps, vos attitudes corporelles et d'autre part votre humeur, vos émotions. Cette pratique est un outil de découverte de soi très intéressant. Vous pourrez en la pratiquant constater qu'en changeant d'attitude corporelle vous changez automatiquement et très rapidement votre contexte émotionnel.

Voici la pratique du « sourire intérieur », elle vous permettra d'équilibrer vos émotions et de renforcer vos attitudes positives !

PRATIQUE
« Souriez à votre corps, il vous sourira »

Objectif Prendre conscience du fonctionnement de votre corps, le remercier, y installer la joie et la gratitude.

Protocole Cette pratique s'effectue en position assise, debout ou couchée. Vous vous installez confortablement dans la position de votre choix. Vous vous centrez à l'aide de la technique de votre choix. Vous vous détendez grâce à la détente en trois points.

Vous évoquez mentalement un événement heureux de votre vie, vous acceptez de revivre toute l'émotion positive que vous aviez ressentie au cours de cet événement. Grâce à cette évocation, vous ressentez de la joie et de la gratitude dans votre cœur. Vous laissez un léger sourire s'installer sur vos lèvres, ainsi qu'une douce chaleur au niveau de votre cœur et du plexus solaire. Puis, vous allez faire voyager ce sourire dans votre corps, vous allez l'adresser à différents segments corporels tout en les remerciant pour leur « bon fonctionnement » et leur harmonie les uns par rapport aux autres.

Vous adressez votre sourire à votre thorax en le remerciant pour l'air qu'il véhicule, indispensable à la vie.

Vous adressez votre sourire intérieur à votre cœur en le remerciant pour toutes les émotions qu'il vous permet de vivre.

Vous adressez votre sourire intérieur à votre système digestif en le remerciant pour toute l'assimilation des expériences qu'il vous permet d'opérer.

Vous adressez votre sourire intérieur à votre système urinaire en le remerciant pour l'élimination physique et psychologique à laquelle il participe.

Vous adressez votre sourire intérieur à votre système génital en le remerciant pour toute la pulsion de vie dont il est porteur.

Vous adressez votre sourire intérieur à vos membres supérieurs en les remerciant pour le contact direct avec l'environnement qu'ils vous permettent.

Vous adressez votre sourire intérieur à vos membres inférieurs en les remerciant de vous porter à longueur de temps et de vous procurer votre autonomie de déplacement.

Vous adressez votre sourire intérieur à votre gorge et la remerciez de vous permettre de vous exprimer, de communiquer avec autrui.

Vous adressez votre sourire intérieur à votre tête et remerciez votre cerveau d'être le grand chef d'orchestre de l'ensemble de votre activité physique, psychique et émotionnelle.

Vous adressez un dernier sourire intérieur à tout votre corps en le remerciant d'être ce véhicule parfait et unique qui vous permet d'être présent au monde.

Conseil Si vous êtes malade, acceptez néanmoins de remercier votre corps qui vous a accompagné fidèlement pendant des années et envisagez de pratiquer quotidiennement « le réveil du guérisseur intérieur ».

L'autoguérison

Vous trouverez dans le tableau ci-dessous les correspondances entre les organes, les sons, les couleurs et les émotions que vous allez utiliser pour cette pratique d'autoguérison. Le protocole est le même pour chaque organe :

- □ Énergétiser les mains.
- □ Poser une main sur la zone concernée.
- □ Sourire à l'organe.
- □ Émettre le son.
- □ Visualiser la couleur.
- □ Nourrir l'émotion positive.

Analogies	Bois	Feu	Terre	Métal	Eau
Organes	foie	cœur	rate pancréas	poumon	rein
Sons	SHU	MA	ROU	Zzzz	OM
Couleurs	vert	rouge	jaune	blanc	bleu
Émotions	bienveillance	joie	confiance en soi	courage	volonté
Attitudes	souplesse	sérénité	assertivité	force	créativité

La trame générale de cette technique est la suivante :

- Détente en trois points.
- Recentrage.
- Réveil du guérisseur intérieur.
- Développement de l'énergie curative des mains.
- Travail sur les cinq organes selon le protocole mentionné ci-dessus et dans l'ordre du cycle d'engendrement (Foie, Cœur, Rate-Pancréas, Poumon et Rein).
- Respiration.
- Auto-massage éclair.

PRATIQUE
« Réveillez votre guérisseur intérieur »

Objectif Réveiller votre guérisseur intérieur afin d'améliorer globalement votre santé.

Protocole Vous vous installez confortablement en position assise. Vous vous détendez grâce à la détente en trois points (cf. page 53). Vous vous centrez (cf. pages 54-57).

Vous portez toute votre attention sur votre respiration et vous vous laissez bercer par ce mouvement de vie, cette alternance d'inspir et d'expir, cette vague subtile et incessante. Ce bercement doux et harmonieux vous aide à approfondir votre détente.

Vous appelez votre sourire intérieur en évoquant un événement heureux de votre vie et en laissant la gratitude s'installer dans votre cœur.

Vous vous concentrez mentalement sur votre guérisseur intérieur, sur vos facultés d'autoguérison.

Puis vous effectuez la première partie de la pratique intitulée « Développez l'énergie curative de vos mains ». Lorsque vos deux mains sont gainées d'un gant énergétique vous allez les utiliser pour équilibrer vos différents organes.

Vous commencez par le foie. Vous déplacez doucement votre main gauche sur votre foie, doigts écartés, vous sentez la chaleur de votre main qui diffuse sur cet organe. Vous laissez affleurer sur vos lèvres votre sourire intérieur et vous souriez à votre foie, vous le remerciez pour son bon fonctionnement. Puis, vous émettez 3 fois le son SHU en direction de cet organe. Vous le sentez vibrer profondément grâce à ce son. Vous y placez une belle couleur verte, dans laquelle vous le voyez baigner quelques instants. Puis, vous pensez fortement aux émotions positives qui lui sont associées : la bienveillance et la souplesse. Vous laissez ces émotions imprégner chacune des cellules de votre foie. Vous clôturez votre pratique sur cet organe en vous mettant à son écoute, en observant ce qui a changé en lui, ce qui s'est subtilement modifié.

Vous ramenez votre main gauche sur votre cuisse et visualisez au centre de vos paumes un beau soleil d'été afin de les laisser s'imprégner d'énergie de nouveau.

Vous placez maintenant votre main droite sur votre cœur, vous le sentez et l'écoutez battre. Vous laissez la chaleur de votre main diffuser dans votre cœur. Le sourire intérieur revient sur vos lèvres et vous l'adressez à votre cœur, vous le remerciez pour ses actions dans votre organisme. Puis, vous émettez trois fois le son MA, vous sentez vibrer cet organe grâce à ce son. Vous y placez ensuite une belle couleur rouge ou rose dans laquelle il va baigner. Et vous le laissez s'imprégner des émotions positives qui lui sont associées : la sérénité et la joie.

Vous clôturez en vous mettant à son écoute, en observant ce qui a bougé en lui.

Vous laissez votre main droite revenir sur votre cuisse, vous visualisez un soleil dans chaque paume.

Vous déplacez votre main droite, doigts écartés sur votre rate et votre pancréas. Vous sentez la chaleur de votre main qui diffuse sur ces organes. Vous laissez le sourire intérieur s'installer sur vos lèvres et vous l'adressez à votre rate et à votre pancréas en les remerciant pour leur bon fonctionnement. Puis, vous émettez le son ROU, afin de les faire vibrer jusqu'au niveau intracellulaire. Vous y placez ensuite un beau jaune porteur de vitalité dans lequel vous les voyez baigner.

Vous émettez les pensées positives qui y sont associées : la confiance en soi et l'affirmation de soi. Et vous clôturez en vous mettant à leur écoute, en observant ce qui a bougé, changé au niveau de ces organes.

Vous laissez votre main revenir sur la cuisse, vous visualisez les soleils sur les paumes, lorsque la sensation d'énergie est de nouveau bien présente, vous posez votre main droite sur la partie gauche de votre poumon et votre main gauche sur la partie droite, celles-ci sont donc croisées sur les poumons doigts écartés. Vous sentez la chaleur de vos mains qui diffuse sur vos poumons. Vous leur adressez votre sourire intérieur accompagné de vos remerciements. Puis, vous émettez le son Zzzz, qui vibre un peu comme le bruit d'un insecte en plein vol. Vous émettez ce son trois fois afin de faire vibrer vos poumons. Vous y placez ensuite un blanc lumineux dans lequel vos poumons baignent. Puis, vous vous concentrez sur les émotions associées : le courage et la force, et vous laissez ces émotions remplir tout l'espace pulmonaire. Vous vous mettez à l'écoute de vos poumons, vous replacez vos mains sur les cuisses, vous les réénergisez grâce aux soleils.

Vous décollez votre dos du dossier de votre chaise afin de pouvoir poser vos mains sur vos reins. Vous laissez la chaleur diffuser dans les reins. Vous leur adressez votre sourire intérieur et vos remerciements. Vous émettez trois fois le son OM dirigé vers vos reins, vous les sentez vibrer. Vous y placez un bleu profond dans lequel vos reins vont baigner. Vous les imprégnez des pensées positives qui y sont associées : la volonté et la persévérance. Vous clôturez en vous mettant à leur écoute. Vous reposez vos mains sur vos cuisses, les soleils les réchauffent.

Vous placez vos deux mains sur le nombril : si vous êtes un homme vous posez la main droite sur la main gauche, si vous êtes une femme vous posez votre main gauche sur votre main droite. Puis, vous massez lentement votre ventre en effectuant des mouvements circulaires dans le sens des aiguilles d'une montre. Vous partez du centre en élargissant le cercle vers les flancs, puis vous revenez des flancs vers le centre. Vous arrêtez ce massage lorsque vos mains rejoignent le nombril. Ce massage harmonise tout votre appareil digestif.

Maintenant, vous allez harmoniser vos trois étages. Pour cela, vous allez utiliser trois voyelles : I-A-O. Le I sera plus aigu et dirigé vers la partie haute de votre corps (la tête et le cou). Le A un peu plus grave sera dirigé vers la partie médiane de votre corps (la poitrine et les bras) et le O grave vers le bas du corps (le ventre et les jambes). Vous répétez trois fois I-A-O.

Pour terminer cette harmonisation, vous allez visualiser une douche d'énergie blanche qui va couler du sommet de votre tête jusqu'à vos pieds. Après cette douche, vous vous mettez à l'écoute de votre corps et observez tout ce qui a changé en lui.

Pour terminer cette pratique vous effectuerez trois respirations profondes : vous inspirez profondément par le nez en envoyant l'air dans le bas de vos poumons qui se remplissent ainsi de bas en haut. Ce qui vous donne : inspiration, remplissage du bas des poumons, partie médiane puis partie supérieure. Vous expirez lentement en soufflant par la bouche et videz la partie haute des poumons, la partie médiane, puis la partie basse. Cette respiration est la respiration complète et naturelle de l'être humain. Lorsque vous aurez terminé vos trois respirations vous ouvrez les yeux et procédez à « l'auto-massage éclair » (cf. page 48).

Conseil Pratiquez très régulièrement cet exercice afin de garder votre tonus, votre vitalité et votre bien-être. Cette partie préventive est un cadeau que vous vous octroyez. Vous pouvez également ne travailler que sur un ou deux organes si vous en sentez la nécessité. Pensez alors de temps en temps à faire l'ensemble de la pratique afin d'harmoniser l'énergie des cinq éléments.

Le secret des auto-massages chinois

Un secret est en général simple, tellement simple qu'il passe souvent inaperçu. Celui des auto-massages n'échappe pas à cette règle ! Bien évidemment son efficacité découle de la connaissance de la circulation de l'énergie dans le corps et des points spécifiques (points d'acupuncture) qui permettent de la relancer. Mais toute connaissance sans pratique est stérile. Voici donc ce secret : pratiquez, pratiquez, pratiquez.

Nous sommes sûrs que cela vous dit quelque chose… et pourtant ! Combien de personnes s'initient à une technique au cours d'un stage ou à l'aide d'un livre. Elles en ressortent souvent enthousiasmées. Mais un an plus tard : que reste-t-il ? Un peu ? Beaucoup ? Passionnément ? À la folie ou pas du tout ?

Eh, oui ! Vous l'avez compris, c'est comme l'amour qui se nourrit chaque jour d'un nouvel élan, d'un regard neuf et attentionné. Pour continuer d'exister, toute relation a besoin d'être entretenue. Qu'il s'agisse d'une pratique, d'une amitié, de l'amour… il n'y a pas d'autre secret que celui de la constance et de la persévérance. La nature fonctionne ainsi, c'est une loi universelle.

Songez aux arbres qui poussent, à la création d'une entreprise, au développement d'une ville ou d'un pays, aux enfants qui grandissent… chaque jour est porteur d'efforts et de progrès même s'ils ne sont pas linéaires. Le développement de l'enfant qui apprend à marcher ou à parler suit les mêmes lois que l'apprentissage d'un sport ou d'une langue étrangère : il y a des phases de progrès auxquelles succèdent des paliers de stagnation, voire de recul. Ces derniers sont indispensables pour amorcer la nouvelle phase ascendante. Le rythme de la vie et le développement de tout cycle suivent la danse du Yin/Yang.

Bien évidemment, certaines personnes semblent plus persévérantes que d'autres, mais nous avons tous en nous cette capacité inestimable. Si vous n'aviez pas en vous ce formidable don de la nature, vous ne seriez pas en train de lire ces lignes. Souvenez-vous des efforts, des heures entières passées à l'école et à la maison consacrées à l'apprentissage de la lecture. Et plus petit encore quelle persévérance et quel courage il vous a fallu pour marcher « comme un grand » ! Quelle joie alors de courir partout ! Quel est donc le moteur de cette capacité ? Pourquoi certaines personnes s'initiant à une technique vont se mettre à pratiquer assidûment alors que d'autres vont laisser leur intérêt s'étioler petit à petit ?

Seule leur motivation est en cause, elle est une forme très puissante de désir qui pousse à l'action. La racine même de ce mot est proche de « moteur » ou de « mouvement ».

Tout dépend donc de votre motivation profonde ! Réfléchissez quelques instants : quels sont les facteurs qui vous ont poussé à acheter ce livre ? Quelles sont les pensées, les émotions, les désirs qui vous ont traversé l'esprit au moment de vous décider à l'acquérir ? Prenez vraiment le temps de fermer les yeux quelques instants pour vous aider à vous en souvenir.

Deux possibilités s'offrent à vous : soit votre motivation est plutôt forte, soit vous avez acquis ce livre « pour voir », parce que la couverture ou le titre étaient attrayants…

Si votre motivation est forte, votre pratique va se construire tout naturellement.

Si votre motivation est faible ou facilement influençable, nous vous invitons à faire l'expérience de la cure de 10 jours. Ne passez pas à côté de cette opportunité qui peut changer votre vie !

Au cours des cinq dernières années, nous avons enseigné ces techniques à un grand nombre de personnes qui ont été enthousiasmées et continuent de pratiquer ! Celles-ci leur ont permis de découvrir, de sentir l'énergie dans leurs mains, d'être beaucoup plus à l'écoute de leur corps, de mieux gérer leur énergie au quotidien… d'être, tout simplement, plus en accord avec elles-mêmes.

Et ce point est très important, car avec le temps, la persévérance a besoin d'un relais. Et ce relais, est souvent celui du plaisir. Le plaisir est fondamental. En lui-même, ce moment de plaisir que vous allez passer avec vous-même chaque jour est une source immense de bien-être et un puissant « remède » anti-stress.

Vous connaissez sûrement les stratégies anti-stress : pratiquer des exercices de relaxation, faire du sport régulièrement, avoir une alimentation équilibrée, relativiser et positiver les événements de votre vie, avoir un passe-temps ou un hobby…

Lorsque vous pratiquez les techniques présentées dans ce livre, vous réunissez plusieurs stratégies : vous passez un moment avec vous-même, dans le calme et la tranquillité, vous développez des émotions positives et faites circuler l'énergie dans votre corps. Toutes les tensions, tous les soucis sont mis de côté pour cultiver le meilleur de vous-même.

Alors, si vous souhaitez aller de l'avant, être plus en forme, prenez maintenant la décision de glisser dans votre organisation quotidienne, pendant 10 jours, la cure que nous vous suggérons. Puis, au bout de 10 jours, faites le point. Prenez une feuille et tracez une ligne verticale pour la séparer en deux colonnes. Dans la colonne de gauche, commencez par écrire tout ce que vous n'avez pas aimé durant cette cure, tout ce qui vous a gêné… en somme le « contre ». Dans la colonne de droite, faites de même avec tout le positif, toutes les découvertes que vous avez faites sur vous-même et le bien-être que vous avez ressenti. Écrivez vraiment tout ce qui vous passe par la tête dans chaque colonne. Puis comparez l'état de votre balance et définissez votre stratégie personnelle.

Peut-être que seuls un ou deux exercices vous ont apporté du bien-être : c'est excellent. Pratiquez-les au quotidien avec plaisir et de temps en temps, essayez de revenir sur un autre exercice. L'important n'est pas de pratiquer quinze exercices par jour, ni même cinq. L'important est de mieux vous connaître. C'est-à-dire de découvrir les exercices qui vous correspondent et qui vous font du bien, qui vous procurent du plaisir en les pratiquant. Un seul exercice suffit, pourvu que vous le pratiquiez régulièrement avec plaisir.

Si tous les exercices vous ont passionné : c'est génial ! Classez-les alors par ordre de préférence et choisissez d'en pratiquer deux ou trois régulièrement. Et une fois par semaine ou par mois, refaites les autres exercices.

La cure de 10 jours

Les auto-massages se pratiquent le matin au réveil (de préférence avant la douche et le petit-déjeuner). Le *timing* accordé à cette technique passe progressivement de 20 à 10 minutes, le temps que l'enchaînement soit mémorisé. Les autres techniques peuvent se faire dans l'enchaînement des auto-massages ou à un autre moment de la journée (pause-déjeuner, début ou fin de soirée par exemple).

La pratique quotidienne est de 30 minutes environ.

Jour 1

- ☐ Les auto-massages (20 mn).
- ☐ La détente en trois points (5 mn).
- ☐ Exercice de recentrage au choix (5 mn).

Jour 2

- ☐ Les auto-massages (20 mn).
- ☐ La détente en trois points (5 mn).
- ☐ Exercice de recentrage (5 mn).

Jour 3

- ☐ Les auto-massages (15 mn).
- ☐ Exercice de recentrage (5 mn).
- ☐ Faire vibrer vos cellules à l'aide du son (5 mn).
- ☐ Le nuage de couleur (5 mn).

Jour 4

- ☐ Les auto-massages (15 mn).
- ☐ Exercice de recentrage (5 mn).
- ☐ Faire vibrer vos cellules avec le son (5 mn).
- ☐ Le nuage de couleur (5 mn).

Jour 5

- ☐ Les auto-massages (15 mn).
- ☐ Exercice de recentrage (5 mn).
- ☐ Développer l'énergie curative des mains (5 mn).
- ☐ Souriez à votre corps, il vous sourira (5 mn).

Jour 6

- ☐ Les auto-massages (15 mn).
- ☐ Exercice de recentrage (5 mn).
- ☐ Développer l'énergie curative des mains (5 mn).
- ☐ Souriez à votre corps, il vous sourira (5 mn).

Jour 7

- ☐ Les auto-massages (10 mn).
- ☐ Réveillez votre guérisseur intérieur (20 mn).

Jour 8

- ☐ Les auto-massages (10 mn).
- ☐ Réveillez votre guérisseur intérieur (20 mn).

Jour 9

- ☐ Les auto-massages (10 mn).
- ☐ Réveillez votre guérisseur intérieur (20 mn).

Jour 10

- ☐ Les auto-massages (10 mn).
- ☐ Bilan personnel par écrit (20 mn).

En vous souhaitant une excellente pratique, une supervitalité et beaucoup de plaisir !

Pour aller plus loin

Retrouvez en vidéo la démonstration des auto-massages chinois :

www.cassiopee-formation.com/auto-massages.php

Bibliographie

Deepak Chopra, *Le corps quantique*
(InterÉditions)

Yves Réquéna, *Le guide du bien-être selon la médecine chinoise*
(Guy Trédaniel éditeur)

Éric Marié, *Précis de médecine chinoise*
(Dangles)

Mantak Chia, *Chi Nei Tsang*
(Guy Trédaniel éditeur)

Théo Gimbel, *Couleurs et lumières*
(Le Courrier du Livre)

Olivea Dewhusrt-Maddock, *La thérapie par les sons*
(Le Courrier du Livre)

Sandra et Olivier Stettler, *Respirez pour mieux vivre*
(Éditions Jouvence)

Sandra et Olivier Stettler, *Bien communiquer en couple*
(Éditions Jouvence)

Des mêmes auteurs

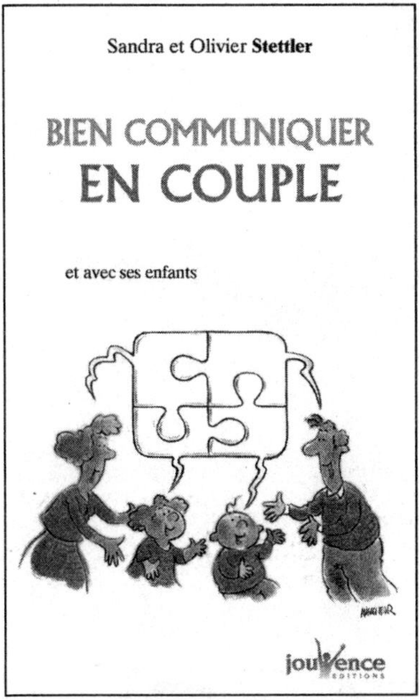

Les hommes et les femmes peuvent-ils communiquer sans se sentir incompris et blessés ? Oui, à condition de connaître et d'accepter leurs différences fondamentales. Oui, aussi, à condition de comprendre les grandes lois de la communication. Oui, surtout, à l'aide d'un outil clair et ludique tel que l'Analyse Transactionnelle.
Plongez dans ce livre pour découvrir ou approfondir les outils de la communication qui vous permettront, à l'issue de ce voyage-découverte, de devenir un communicateur hors pair dans vos relations homme-femme.

96 pages - 4,95 €

CPI
BLACK PRINT

Achevé d'imprimer par **CPI** (Barcelone)
en décembre 2019

Imprimé en Espagne

Dépôt légal : Janvier 2018

Ce livre est imprimé par **CPI** qui assure une stricte application des règles concernant le recyclage et le traitement des déchets, ainsi que la réduction des besoins énergétiques.